YOGA

天天好状态 儿童瑜伽

[法] 纳黛热·朗万 著　李彩薇 译

大连理工大学出版社　辽宁科学技术出版社
LIAONING SCIENCE AND TECHNOLOGY PUBLISHING HOUSE

图书在版编目（CIP）数据

儿童瑜伽 / (法) 纳黛热・朗万著；李彩薇译.
大连：大连理工大学出版社；沈阳：辽宁科学技术出版社, 2025. 6. -- (天天好状态). -- ISBN 978-7-5685-5739-9

Ⅰ. R161.1

中国国家版本馆CIP数据核字第2025WH5698号

大连理工大学出版社出版
地址：大连市软件园路 80 号　邮政编码：116023
营销中心：0411-84707410　84708842　邮购：0411-84706041
E-mail：dutp@dutp.cn　URL：https://www.dutp.cn
辽宁星海彩色印刷有限公司印刷　大连理工大学出版社发行

幅面尺寸: 168mm × 235mm　印张: 6　字数: 88 千字
2025 年 6 月第 1 版　2025 年 6 月第 1 次印刷

策划编辑：逄东敏　责任编辑：李玉霞
责任校对：孙　扬　封面设计：刘润孟

ISBN 978-7-5685-5739-9　定　价: 48.00 元

本书如有印装质量问题，请与我社营销中心联系更换。

目 录

瑜伽知识小测试

快来做做这个小测试，看看你对瑜伽的了解有多少。

在正确答案前画“√”。

1. 身体柔软才能做瑜伽。

□正确　　□错误

2. 瑜伽体式的名称没法读出来。

□正确　　□错误

3. 只有成年人才能做瑜伽。

□正确　　□错误

4. 瑜伽和冥想是一回事。

□正确　　□错误

5. 瑜伽是一种宗教。

□正确　　□错误

6. 做瑜伽没有地点限制。

□ 正确　　□ 错误

7. 瑜伽需要持续练习。

□ 正确　　□ 错误

8. 瑜伽和耍杂技一样。

□ 正确　　□ 错误

9. 练瑜伽需要很多器材。

□ 正确　　□ 错误

10. 做瑜伽，太简单了！

□ 正确　　□ 错误

答案

1. 错误：瑜伽人人都可以练，和身体状态没有关系。

请阅读章节：**瑜伽，适合我吗？**（p.12～14）。

2. 错误：有些瑜伽体式的梵语名称确实很难发音，但它们都有对应的翻译。

请阅读章节：**有趣的名称**（p.30～32）。

3. 错误：练瑜伽的人，年龄上至99岁，下至3岁！

请阅读章节：**瑜伽，适合我吗？**（p.12～14）。

4. 错误：瑜伽会引人冥想，但两者也可以分开练习。

➡ 请阅读章节：**瑜伽，是什么？**（p.7～9）。

5. 错误：虽然最初瑜伽与宗教有关联，但它现在已经脱离了宗教，对所有人都开放。

➡ 请阅读章节：**瑜伽的起源**（p.4～6）。

6. 正确：实际上，练瑜伽既不需要练习室也不需要特别的器材。沙滩上、健身馆、家里……都可以练瑜伽。但是，最好选择一个明亮、安静又通风的地方。

➡ 请阅读章节：**瑜伽，适合我吗？**（p.12～14）。

7. 正确：只有规律练习，才能不断进步。

➡ 请阅读章节：**瑜伽，适合我吗？**（p.12～14）。

8. 错误：一些高难度的瑜伽体式也许与杂技类似，但练瑜伽的目的不在于引人关注，而在于让自己做每个动作时都感觉舒适。

➡ 请阅读章节：**瑜伽，是什么？**（p.7～9）。

9. 错误：一张瑜伽垫、一条运动裤和一件T恤，这就是练瑜伽需要的全部东西。

➡ 请阅读章节：**瑜伽，适合我吗？**（p.12～14）。

10. 正确：瑜伽，人人能做！

不管你回答得正确与否，
这本书都是为你量身打造的！祝你阅读愉快！

瑜伽的起源

瑜伽的历史与印度历史密不可分，而印度，正是这门学科的发源地。最早的瑜伽修行者出现在五千多年前。印度最古老的文献中就有关于瑜伽的记载。

“瑜伽”是什么意思？

在梵语中，“瑜伽”表示“联结”“连接”。那么，瑜伽连接了什么?

——我们的身体与精神，

——我们的身体与自然，

——我们与动物，

——我们与他人，

——我们与身边的一切，范围相当广。

因此，瑜伽是一种同时修炼身体与精神的实践，旨在将两者连接起来。事实上，我们都生活在同一个星球上，本是一个大家庭!

曾经……

最初，瑜伽修行者，也就是一些印度的智者，以最简朴的方式在大自然中冥想。他们大部分时间都生活在洞穴中。他们遵循着不偷窃、不撒谎、保持洁净、尊重他人、不嫉妒、诚实、知足等简单正向的生活原则（制戒与内制）。

但是，要忍受艰苦的生活条件，坚持在大自然中冥想，一定得身体健康。背疼或者鼻塞的时候，怎么可能好好冥想呢？于是，这些智者就开始通过模仿他们周遭的事物来进行锻炼，并以此形成了瑜伽体式：

——动物（如猫式……），

——植物（如树式……），

——风景（如山式……），

——印度神明（如哈奴曼式……），

——甚至日常生活中的各种工具和物件（如犁式、桌子式……），

同时，他们也练习呼吸控制，因为正确呼吸不仅能提供大量的能量，还能极大地放松我们的身体和头脑。

那如今呢？

瑜伽实践如今已经发展成为一门学科，一种有助于更好地冥想、保持健康、找到身体与精神之间的联系，并获得幸福的方式。游历过印度的探险

家们尝试了瑜伽，并向我们传播了一些影像图片资料。

柏坦伽利是最早在法国展示这些影像图片资料、为印度的精神与瑜伽实践撰文的人之一。

如今，瑜伽已经和宗教分离。只有部分瑜伽体式的名称中还留存着宗教痕迹。

小测试：怎么称呼那些练习瑜伽的人？

有三种叫法：瑜伽士、瑜伽习练者和瑜伽行者。

国际瑜伽日

联合国一致通过决议，自2015年起，设立国际瑜伽日。于是，每年6月21日，世界各国的人们用各种形式庆祝瑜伽日，成千上万的人聚集在一起，在户外进行瑜伽练习。

瑜伽，是什么？

你可能早就听说过瑜伽。生活中，时不时会见到有人做一些不寻常的姿势，他们倒立着或盘腿而坐，闭着双眼冥想，然后我们会说：“啊，这就是瑜伽！”

做瑜伽，究竟是要做什么？

“做”瑜伽有多种方式：

练习瑜伽体式

你摆出一个身体姿势，平静地呼吸，这个姿势（体式）会让身体变得柔软，让骨骼和肌肉变得坚韧结实，刺激内脏器官，帮助整个身体机能更好地运行。

呼吸

每个人都会无意识地呼吸，但瑜伽中的呼吸并非那么简单。练习瑜伽时，你学会深度呼吸以后，就能最大限度地让身体获取能量、得到放松。

放松

当周围充满噪声，我们一整天都很躁动时，放松并不容易。然而，能放松下来，绝对是幸福的事！

尊重他人

诚实、不撒谎、友善地对待他人和大自然，就已经是在做瑜伽了。

关心自己

你才是你自己最好的朋友，所以要关心自己！保持洁净、睡眠充足、饮食均衡、花时间运动，这也是在做瑜伽！

积极思考

与其发牢骚、抱怨、吐槽，不如多看看生活中每件事情好的那一面，保持积极的心态。

就算是天大的难题，也终将会过去，而且这些经历会促进我们成长，就像人们说的，阳光总在风雨后！

画重点！

既可以是通过练习瑜伽体式来锻炼身体，不仅有趣，还有利于身体健康；也可以是充满敬意、心情愉悦地看待世界、体验生活的方式。

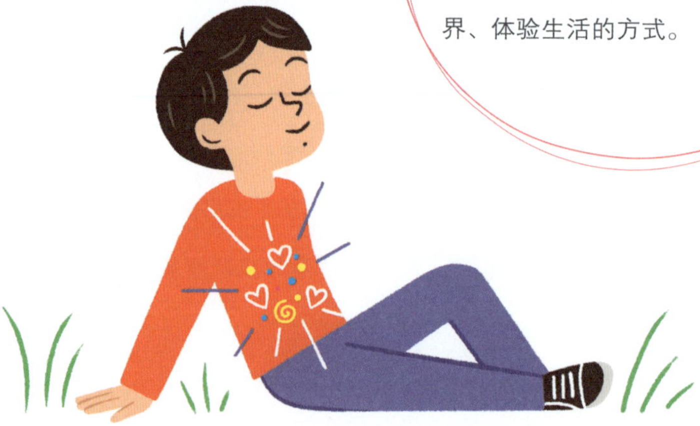

冥想

冥想是瑜伽的一部分，可以帮助我们平息脑海中的万千思绪。这可真是个艰巨的任务。

积极思考的小练习

1.舒舒服服地坐着或躺着，闭上眼睛。

2.回顾今天让你感到烦躁、难过的画面。想象一下，此时你的手里拿着一块大橡皮擦。擦除这些画面吧，就像擦除黑板上的粉笔字一样。然后，画一些令你感到愉悦的事物，回想让你开心的场景、你喜欢的风景……如果不好的想法又出现了，那就再拿出你的大橡皮擦，擦掉它！

3.微笑着睁开眼睛。深呼吸。现在感觉好点了吗？

国际化的瑜伽练习

做瑜伽的人可不止你一个！放眼全世界，做瑜伽的人有3亿之多！因此，使用统一的瑜伽话术尤为重要。

每个人都有适合自己的瑜伽

自瑜伽问世以来，发展出了多种多样的瑜伽练法，形成了各种各样的流派。这样，每个人就能找到适合自己的瑜伽。

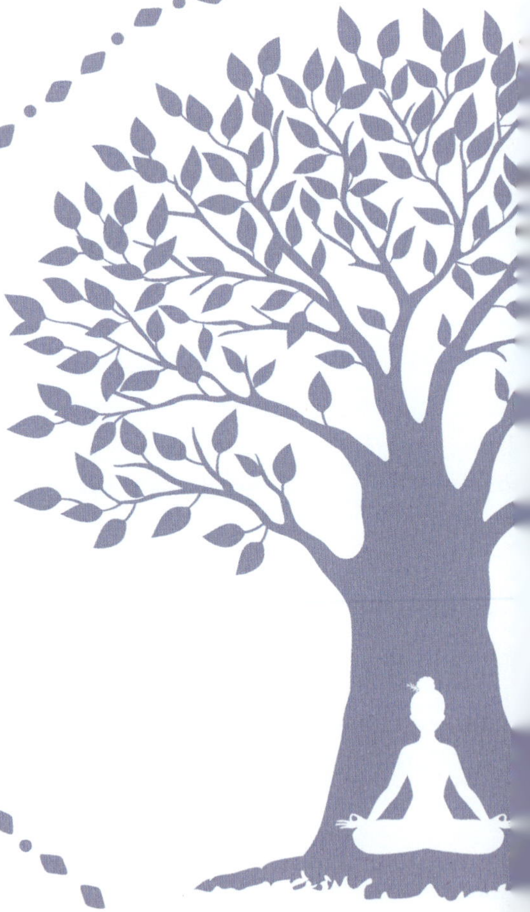

➡ 艾扬格瑜伽（Iyengar yoga）

艾扬格瑜伽非常注重身体正位，强调体式的精准。

➡ 阿斯汤加瑜伽（Aṣṭāṅga yoga）

练习者要严格按照规定的顺序，完成每个级别的一系列体式。只有练习者完全掌握了一个级别的系列体式后，老师才会教授下一个级别。

➡ 维尼亚萨瑜伽（Vinyasa yoga）

这种瑜伽是通过一个称为“维尼亚萨”的固定序列串联起来的。

现存瑜伽超过50种！
最好玩的瑜伽？当然是笑瑜伽！

印度医生马丹·卡塔利亚于1995年创立了笑瑜伽。他发现，不管是假笑还是发自内心地笑，都有助于保持健康。笑瑜伽的练习者要先进行一些模拟笑的练习，然后在老师的指导下，由衷地笑出来。这样一个分享快乐、充满善意的时刻，不仅可以放松面部肌肉，还能让所有烦恼烟消云散！

➡ 哈他瑜伽（Haṭha yoga）

这是一种传统的瑜伽形式。练习者要进行放松、摆出各种姿势（要保持几个呼吸或者更久），并进行呼吸练习（也叫“呼吸控制”）。

➡ 昆达理尼瑜伽（Kuṇḍalinī yoga）

昆达理尼瑜伽的重点在于帮助身体获取大量能量。它包含大量的呼吸练习。

瑜伽，适合我吗？

瑜伽适合所有人，包括孩童、老年人、残疾人和孕妇……每个人都能做瑜伽！它并不要求身体必须柔软、强壮、高大或是矮小。练习者总是可以将瑜伽体式调整到适合自己。

但是要注意以下几点：

只要你还在生长发育，就得谨慎一些。**首先，如果一个姿势让你感到疼痛不适，就不要再坚持。**要么之后再尝试，要么直接放弃。

另外，有的呼吸练习是专门针对成年人的。对孩子而言，呼吸控制不利于身体健康。做本书建议的练习就够了，不要尝试（至少目前不要）去打破憋气纪录。**一定要严格遵照书中指示，它们**非常宝贵，能让你变成一个经验丰富的瑜伽习练者。

装备

只要一张瑜伽垫（要是家里有地毯，也能派上用场）、一套舒适的衣服（一条短裤或一条有弹性的长裤、一件T恤）、一条毯子、一个靠垫。

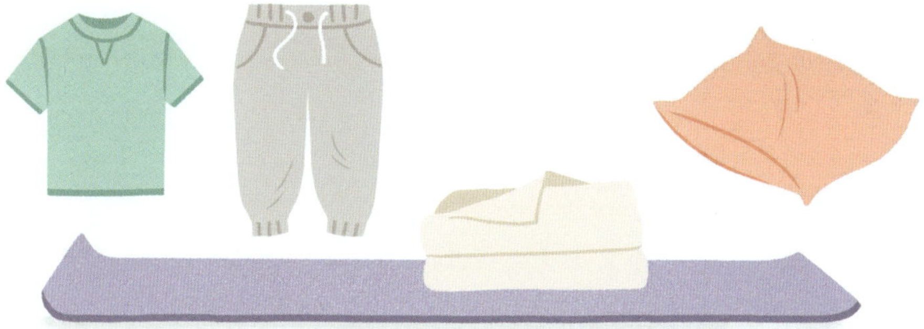

具备良好的精神状态

瑜伽的世界里没有竞争。你只要保持专注、仔细倾听自己的感受，**对自己和他人都保持善意**。有时，一次简单的练习就能让我们受益良多。也有些时候，劈叉或用手支撑身体会让你感到不适，那就停下来！

如果你和其他小孩一起练习，不必去互相比较和评判。有人可以把这个体式做得很到位，也有人能出色地完成另一个体式。所以啊，当同伴遇到困难时，要多鼓励；同伴成功了，也要为他们感到高兴才行啊。

如果你想要精力充沛、笑对生活，瑜伽一定适合你。

在哪里练习瑜伽呢？

有这本书做指导，你可以在家里练习。如果你家附近有团体课程，不妨去咨询看看！

瑜伽让我更健康

通过练习各种瑜伽体式，你会学着更加了解自己的身体，并爱它本来的样子。我们的身体有639块肌肉和206块骨头。瑜伽就是为让这个美妙的机体正常运转而生的！

人体

这是一幅人体图，上面标示了人体的主要部位，练习瑜伽体式时需要用到这些部位。

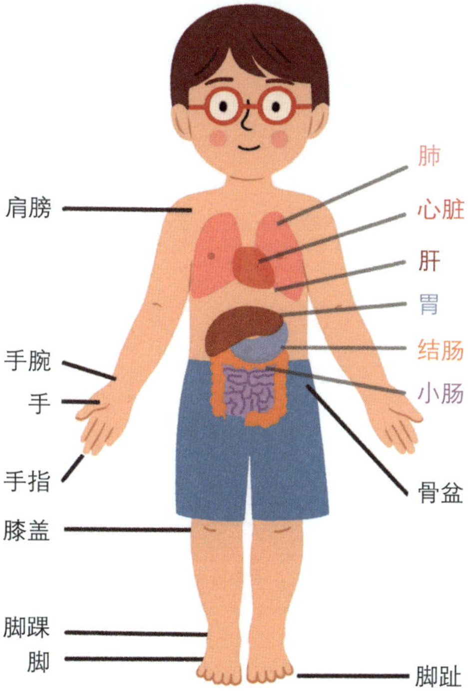

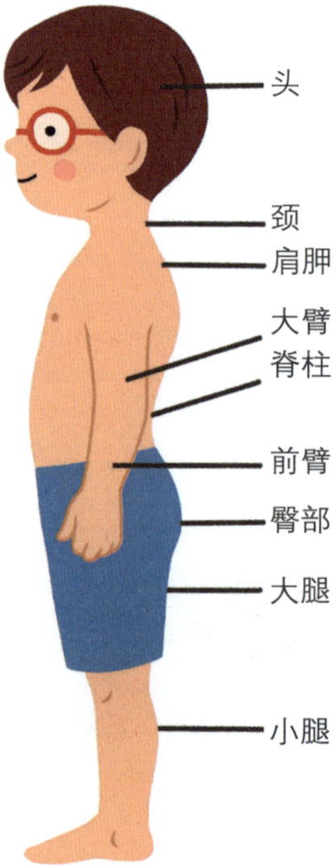
头
颈
肩胛
大臂
脊柱
前臂
臀部
大腿
小腿

瑜伽的作用

我们的身体需要能量来维持生命，这种能量由呼吸与食物提供。人体内部的各器官对空气、食物进行加工，最终转化成能量，再排出废物。

——**进行深呼吸，**身体里的血液可以把氧气输送到全身，身体各部位有了氧气才能正常运转（例如，你的大脑会更专注，以便时刻准备着学习大量的新知识）。

——**深呼吸的同时做特定的瑜伽动作，**相当于给腹部内脏器官做按摩，可以促进消化。

——**做拉伸练习，**保持肌肉足够柔软，以便完成日常所需的各种动作（例如，跨越障碍物、从地上捡东西）。

——**加强肌肉练习，**让肌肉能够发力（例如跑步或者搬运物品的时候）。这也会刺激器官分泌激素，激素是身体的化学信使，它给身体发出指令，以确保其正常运转（例如，睡觉、感觉良好、成长……）

——**做平衡练习，**可以锻炼专注力，这对更好、更快地学习、行动都至关重要。

进食或饮水后立即做瑜伽，可能不利于你的身体健康。

因为瑜伽练习中，需要完成大量移动、将腹部贴近地面或者倒立的动作。

胃里要是装满了食物，就很难承受这番折腾。

最好在饭后至少两小时再做瑜伽。

如果练习前感到口渴或饥饿，可以先喝一小杯水。

瑜伽体式

瑜伽体式多种多样，能分别锻炼肌肉、关节、器官，有助于维持身体健康。

什么是瑜伽体式？

瑜伽体式就是一种身体姿势，你摆出一个姿势后要保持一段时间。选择的某种姿势，具有一种或多种功能。

采用**树式**（如下图所示），我们就得像一棵树一样，站在地上定住不动，以此来加强腿部力量，提升专注力。通过**模仿月亮的姿态**，我们的身体会朝着上方和两侧舒展。采用**蝗虫式**，可以加强背部力量。

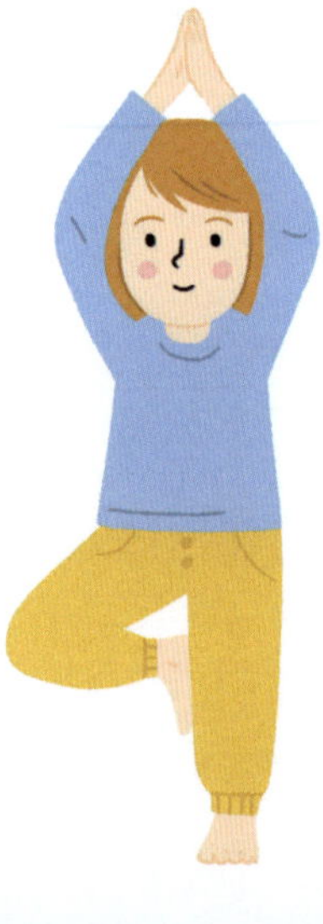

你知道吗？

瑜伽体式都有梵语名称，梵语是瑜伽最初使用的语言。但每种梵语名称都有对应的翻译，用来解释体式的灵感来源。

瑜伽体式的分类

瑜伽体式种类繁多，其作用各不相同。

前屈体式

前屈体式通过让身体向前弯曲，来拉伸身体后侧肌肉（大腿、小腿、背部）。例如，**坐立前屈背部伸展式**（*Paschimottānāsana*）。

1. 坐在瑜伽垫上，双腿伸直。

2. 双臂向上伸展，背部挺直。

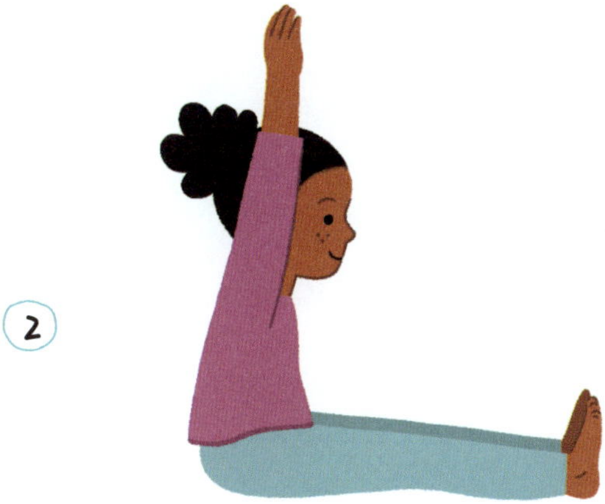

3. 呼气，躯干靠向腿部，尽量让腹部贴近大腿。

4. 胳膊稍稍弯曲，放松肩膀。

4

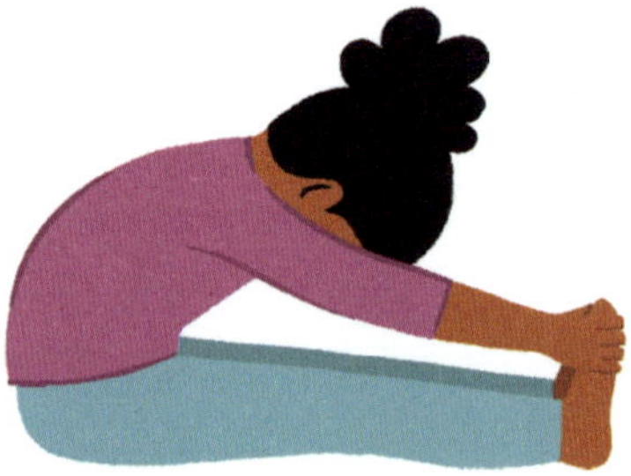

要是手够不到脚，也不要紧。

5. 放松头部，保持这个姿势，进行至少5次深呼吸。

➡ **这个体式的作用：**拉伸整个身体后侧，包括背部和腿部。如果背部感到不适，可以适当弯曲膝盖。

后弯体式

后弯体式通过让身体向后弯来拉伸身体前部（如胸部、腿部）。例如，**鱼式**（*Matsyāsana*）。

1. 平躺。

2. 双臂放在身体两侧，双手放在臀部下方，掌心贴地。

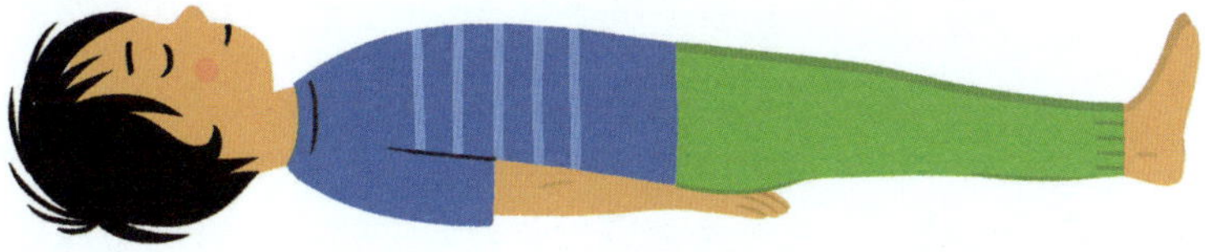

2

3. 绷脚背，用力撑起手臂，抬起头部，充分打开胸腔。如果颈部没有感到不适，就将头向后仰。

4. 保持这个姿势，平静地呼吸5次。

3

这个体式的作用：充分打开胸腔，拉伸背部和肩膀，并且能够充分呼吸。撑起手臂时不要太过用力。

侧屈体式

侧屈体式要求身体向右侧弯或向左侧弯，从而拉伸身体两侧。例如**风吹树式**（*Parśva Ūrdhva Baddhāngūliyāsana*）是一种侧屈体式。

1. 站在瑜伽垫上，保持身体直立，双脚并拢。双臂向上伸展，双手掌心相贴。

2. 吸气，双手向上，掌心彼此对推，伸展身体。

3. 呼气，身体向右侧弯，不要向后或向前倾斜，就像你被堵在两面墙之间一样。保持这个姿势，呼吸3次。

4. 回到垂直站立的姿势。

5. 深吸一口气，让身体伸展开来，然后呼气，身体向左侧弯。呼吸3次之后，身体再回到中间位置。

6. 呼气，手臂放松，自然地放回身体两侧。

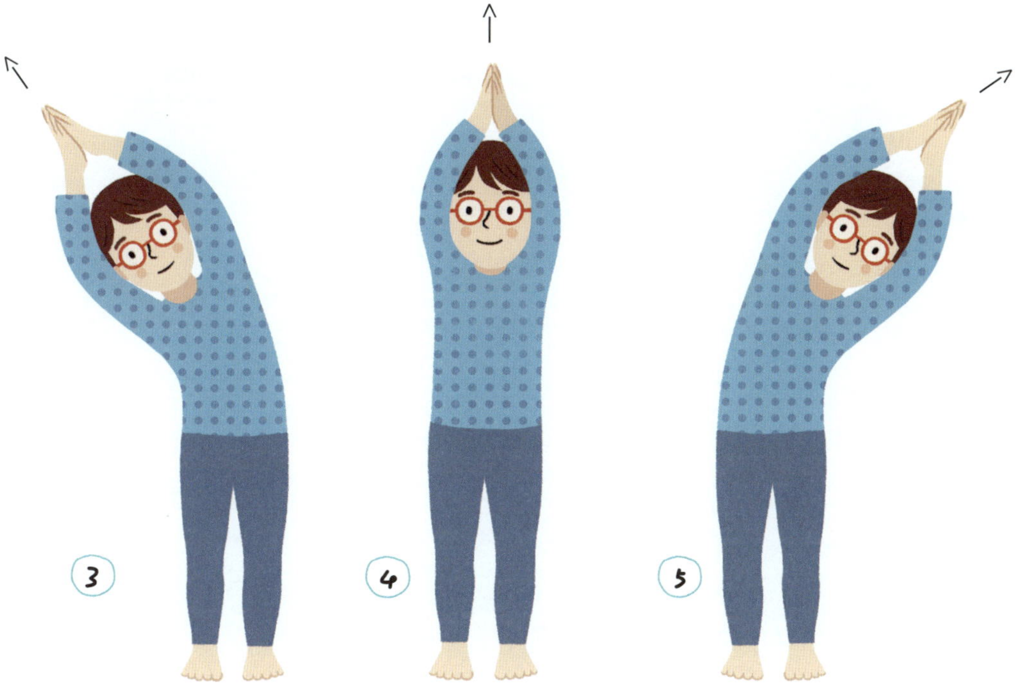

这个体式的作用：拉伸身体两侧，让身体充分地伸展开来。

平衡体式

练习平衡体式，练习者需要依靠双臂或双腿来保持身体平衡。**树式**（*Vṛkṣāsana*）就是其中一种。

1. 站在瑜伽垫上，保持身体直立，把身体的重心放到左腿上。

2. 抬起右腿，让右脚掌贴着左大腿内侧。如果无法保持平衡，可以让右脚趾贴地。

3. 注视身体前方的某个点，以保持身体平衡。慢慢地将双臂向上伸展，双手掌心相对。

4. 可以根据自身情况，适当放松这个姿势。不必勉强自己保持平衡。

5. 身体重心转移到右腿上，重复这个姿势。

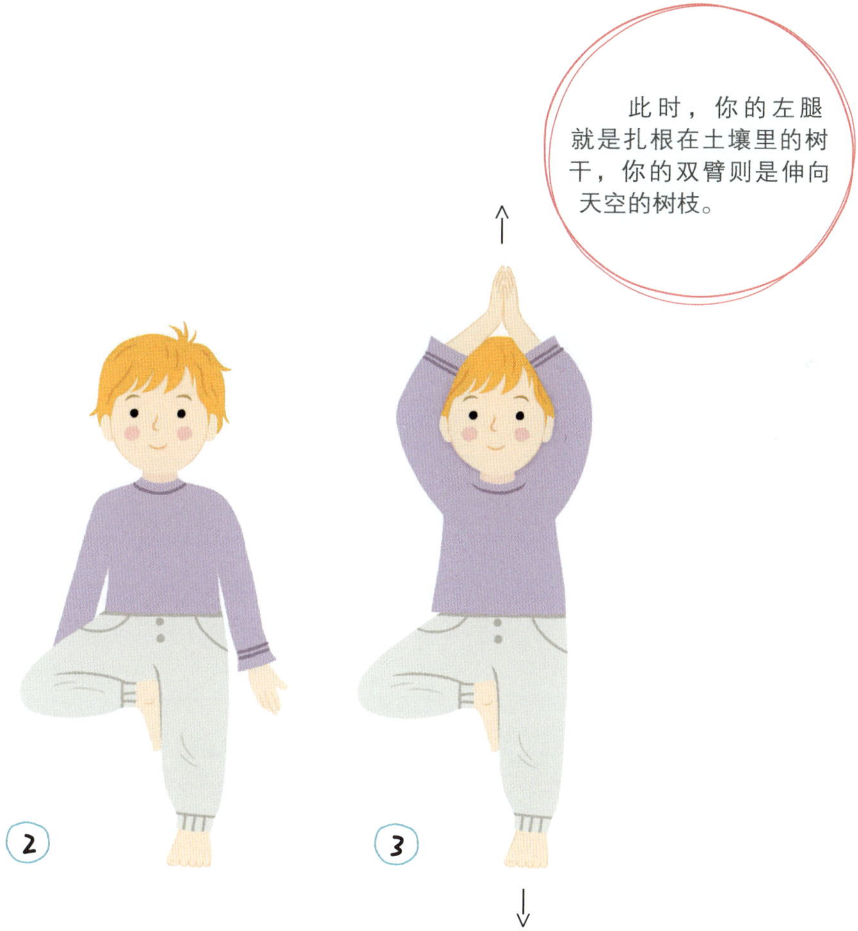

➡ **这个体式的作用：**有助于锻炼平衡能力、增强自信心！注意，双手指向天空的同时，你的脚尽量稳稳地站在地上。

扭转体式

扭转体式需要练习者扭转脊椎，比如练习**坐立脊柱扭转式**（*Vakrāsana*）时，要把头转向一侧，腿部则转向另一侧：

1. 坐在瑜伽垫上，背部挺直，右腿伸直。

2. 弯曲左腿，将左脚放在右膝的外侧。

3. 左手放在身体后方的地面上，右肘放在左膝外侧，转头向左向后。

4. 吸气时，伸展身体向上；呼气时，再向左扭转一点。

5. 做完5次呼吸后，身体回到中间位置。

6. 换到另一边，重复这个姿势。

3

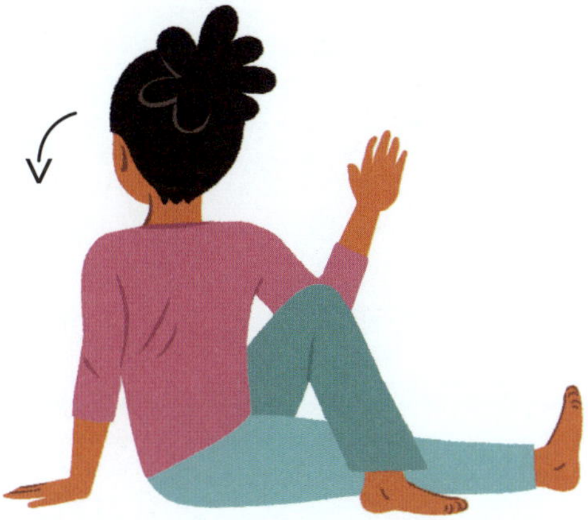

6

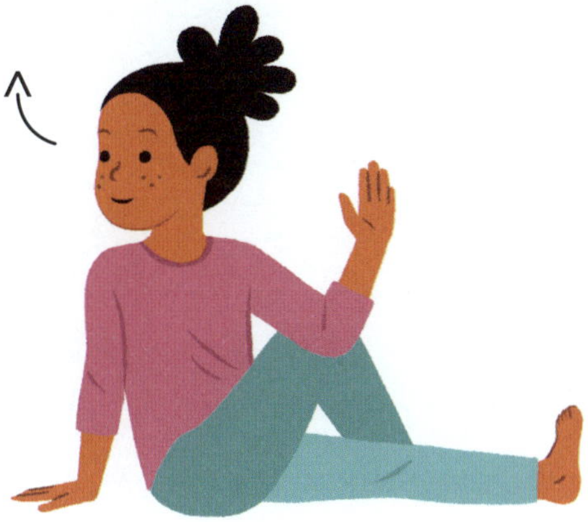

这个体式的作用：让背部变得柔软，同时也能按摩腹部。

倒立体式

倒立体式要求头的位置低于骨盆。例如，**肩倒立式**（*Sarvāngāsana*）。

1. 平躺在瑜伽垫上。

2. 吸气时，把双腿从地面抬起，然后抬高骨盆和背部。手肘弯曲，双手托住背部。不要转动头部，身体放松。

3. 保持这个体式，进行5～10次完整的呼吸。

如果颈部感到不适，就让身体回到最初的体式。下次你一定会做得更好！

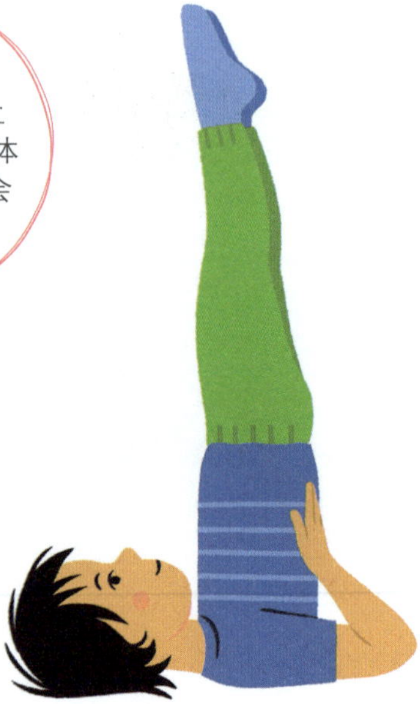

这个体式的作用：倒立会促进血液循环，为全身注入能量！

用力之后，要放松

每次瑜伽练习的最后，都有一个堪称“女王”的体式：挺尸式（Śavāsana），这是一种放松体式。

这个体式是必不可少的。想象一下，你刚刚享用了一顿丰盛的大餐（每个类别的体式，你至少练习了一种），这时候，挺尸式正好可以帮助你消化这些美味佳肴。

挺尸式让你有机会把所有练习内容融会贯通，并稍事休息、放松身体。这个体式非常简单。

1. 平躺在瑜伽垫上。双臂自然放于身体两侧，双腿打开，双脚脚尖自然向两侧打开，双手掌心朝上。

2. 闭上眼睛，深呼吸。让自己在宁静的氛围中呼吸、放松。

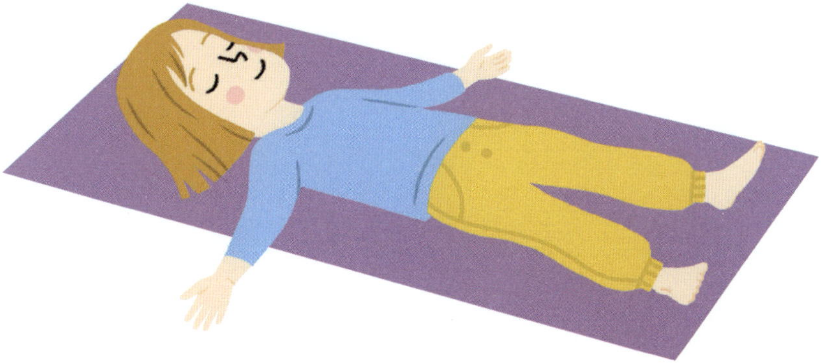

有趣的名称

你可能已经注意到，有些瑜伽体式的名称很有意思。在汉语里，这些名称通常表示动物名称（如猫式、牛面式、龟式等），物品名称（如犁式、弓式等），植物名称（如树式、棕榈树式等），或者是印度神明的名字（如舞王式，也叫舞王湿婆式）。

瑜伽体式的名称

最初，瑜伽体式用梵语命名，很难发音。其实，瑜伽最初是用梵语编写的。梵语是一种非常古老的印度语言。在梵语中，asana表示“体式”。瑜伽体式的名称通常以asana结尾。asana之前，则是体式的具体名称。

比如“三角式”的表达，在梵语里是*Trikoṇāsana*（*trikoṇa*表示“三角形”，*asana*意为“体式”）。

以下是一些梵语词汇及其翻译：

Adho：向下	*Matsya*：鱼	*Tāḍa*：山
Ardha：一半	*Mukha*：面部	*Trikoṇa*：三角形
Baka：鹭	*Naṭarāja*：舞王（湿婆的名字）	*Utthita*：展开的
Chakra：车轮	*Śvāna*：狗	*Vṛkṣa*：树

瑜伽体式有多少种？

据说只有瑜伽之神湿婆才知道究竟存在多少种瑜伽体式。瑜伽体式的数量难以估算。而我们常练的体式大概有二十来种。

现在，请你来翻译这些瑜伽体式的名称：

1. *Vṛkṣāsana* ……………………………………

2. *Utthita trikoṇasana* ……………………………………

3. *Tāḍāsana* ……………………………………

4. *Bakāsana* ……………………………………

5. *Adho mukha svānāsana* ……………………………………

6. *Ūrdhva Dhanurāsana* ……………………………………

7. *Naṭarājāsana* ……………………………………

8. *Matsyāsana* ……………………………………

9. *Ardha chakrāsana* ……………………………………

答案

1. 树式；2. 三角伸展式（也称三角式）；3. 山式；4.起重机式（也称鹤禅式）；5. 下犬式；6. 轮式；7. 舞王式；8. 鱼式；9. 半轮式。

有意识地呼吸

从出生到死亡，我们每时每刻都在呼吸。我们一天就要呼吸两万五千次左右。

呼吸是什么？

呼吸是自然而然的，我们不需要去思考如何呼吸。要延续生命，就必须呼吸，因为我们依靠氧气存活。

——当我们吸气时，空气中的氧气进入肺泡，通过肺泡壁进入血液，与血液中的血红蛋白结合，随后被输送到全身各组织和器官。

——当我们呼气时，身体将不需要的二氧化碳经由肺部排出体外。

让肺部呼吸的主要肌肉是膈肌。这个肌肉位于胸腔与腹腔之间。

——吸气时，腹部微微隆起，膈肌下降，肺部扩张，能容纳大量空气。

——呼气时，膈肌上升，挤压肺部，使尽可能多的二氧化碳从鼻腔或口腔排出。同时，腹部微微内收。

练习瑜伽时如何呼吸？

在瑜伽中，好好呼吸就和好好吃饭一样重要。呼吸为全身带来能量，同时也让身体放松。深呼吸还可以缓解身体和大脑的紧张。

所有瑜伽动作都与呼吸密切相关。通常，吸气的时候做动作，获取大量能量；呼气时结束动作，让身体放松。

呼吸小练习

1. 平躺（你也可以坐在椅子或靠枕上），双手放在腹部之上。

2. 吸气，腹部隆起。呼气，腹部收缩。再多试几次，好好感受腹部的变化。

3. 然后，吸气，使腹部隆起：肋骨向外扩展，胸腔充分打开，让肺部被空气填满。

3

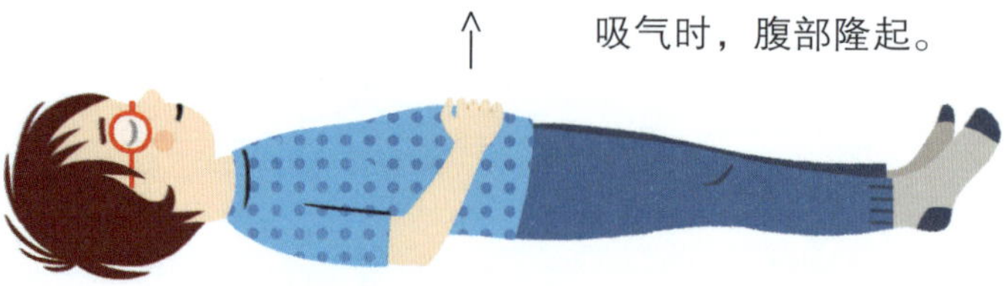

4. 呼气，让空气从鼻腔排出。胸腔下降，肋骨回缩，腹部轻微内收下沉，尽量让肺部的空气排空。缓慢深长地呼气。

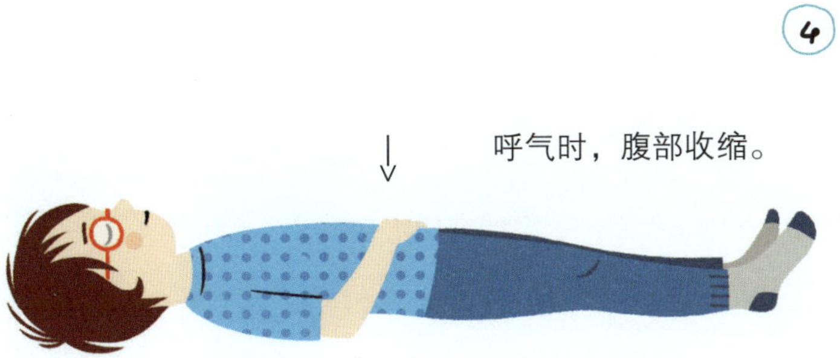

5. 继续像这样深呼吸几分钟。观察每次呼吸时身体的变化。如果感觉舒适，可以闭上眼睛。

6. 几分钟之后睁开眼睛，并观察：感觉如何？是变得更放松了？还是反而更紧张了？变得更专注吗？这些其实都不重要，但你要留意，当你有意识地深呼吸时，自己身体上是否发生了一些变化。

学习专注

谁还没在课堂上听老师说过要专注呢?

但到底什么才是专注?

你专注度高吗?

你吃过炼乳吗？买过番茄酱吗？人们把牛奶和番茄中的部分水分去除，就制成了炼乳和番茄酱，这样能保证少量的食物里富含大量的营养。其实，专注也是一回事！它让人在某个时刻精力高度集中，把智力发挥到极致。专注，就是把所有注意力都集中在一个目标或对象上。

专注对瑜伽练习有什么用?

练习瑜伽时要专注。反过来，瑜伽练习又有助于提升专注力。

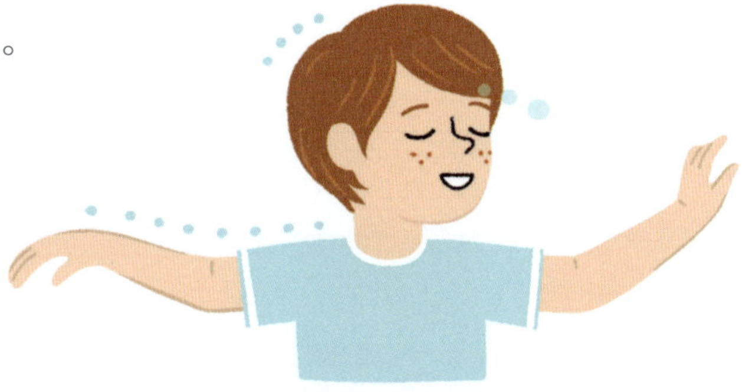

练习一个瑜伽体式时，试着只去关注你身体的变化和呼吸，呼吸应该是平静的。

正因为要保持专注，才建议练习瑜伽时要闭上眼睛。闭上双眼，就不会被周遭的事物打扰，也不会忍不住环顾四周、观察所处的房间。当你专注于正在做的体式时，你可以更好地了解这个动作对你有没有好处，也可以更清晰地感知做这个体式时，身体是舒适的还是不舒适的。

保持专注太难了！

我们常常会被各种各样的事情分散注意力。因此，安静地躺在瑜伽垫上，尽量平稳深长地呼吸，这本身就是一个很大的挑战！很快你就会发现，这也能帮助你在学习或玩游戏时表现得更好。

学会专注，也意味着能更好、更高效地完成所做的事情。

专注小练习

1. 不管你在哪里，先闭上眼睛。

2. 竖起耳朵，聆听远处、离你身体最远的声音。不要想着去分辨这些声音，好好听，努力听到所有声音。

3. 然后，聆听近处的声音，那些来自你所在的房间里的声音、你周遭的声音。保持专注。

4. 最后，聆听你身体内部的声音：呼吸声、心跳声、肚子发出的咕咕声，还有身体发出的其他微小的声音。在接下来的几分钟里，专注于这些微小的声音，且只关注这些声音。

现在你可以只专注于一个目标了！你也可以换成其他目标试试。这让你感到放松，对吗？

为什么瑜伽练习者都要吟唱“OM”呢？原因很简单：唱“OM”时，会产生令人愉悦的振动，引起全身的共鸣。实际上，唱“OM”时，应该唱成“AUM”。A会引起身体下部的共鸣，U与身体中部（躯干）共鸣，而M则与头部产生共鸣。盘腿坐下，来试试吧！你觉得如何？

学会放松

一定会有人说：“放松，可太容易了！”但恰恰相反，瑜伽练习真正的难点，就是学会放松……

放松，有什么用？

要真正掌握各种瑜伽体式，并将其融会贯通，就必须学会放松。放松在能量层面发挥着重要作用，它能给你提供很多的正能量。放松是每次瑜伽练习尾声的必要环节。

如果你感到不安，也可以选择不做任何瑜伽体式时进行放松，仅仅是为了享受放松本身带来的愉悦。

如何能做到真正放松？

你只需要稍微休息一下。

1. 在一个安静的地方坐下或躺下。

2. 身体躺在地上或靠在椅子上。尽量闭上眼睛。

3. 感受周遭发生的事情，聆听近处或远处的声音。

4. 然后关注自己的身体。感受接触到地面或椅子的身体部位，感受你的双腿、双臂、背部、腹部、头部还有面部。

5. 想象有一根羽毛或者某种非常柔软的东西轻轻拂过你身体的各个部位：从脚开始，然后是腿部、腹部、胸部、背部、双手、双臂、面部。

6. 关注自己的呼吸，试着慢慢呼气。想象你自己躺在一张会飞的瑜伽垫上，正飞去你向往的地方，这个地方可以是真实存在的，也可以是虚构的。在那个对你来说弥足珍贵的地方，完全地放松自己吧！

7. 放松的时长不受限制，可以是一分钟，也可以是一小时。如果你觉得可以了，就慢慢移动手指和脚趾，把手臂伸向脑后，想打哈欠就打吧，然后搓搓手、轻轻地把手放在脸上。

你可以对自己心怀感激，是你给自己创造了这样一个只属于自己的小片刻！心怀感激，其实很简单，就是去感谢。

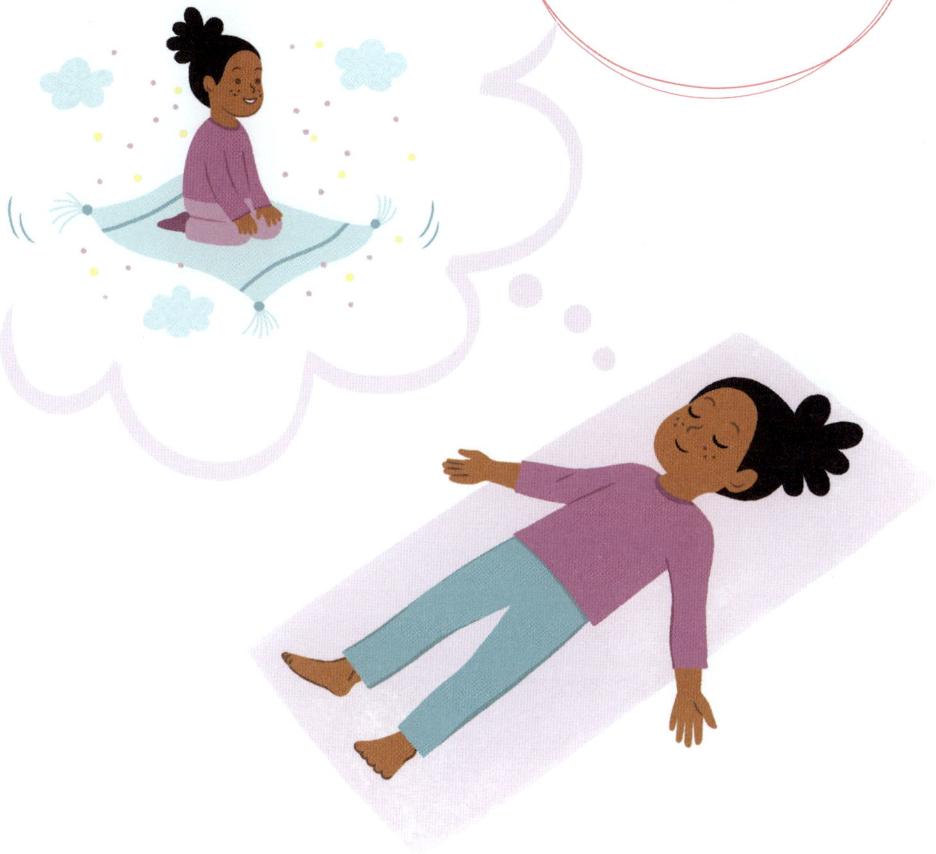

放松，并不等于休息！

忙碌了一天、感到疲惫的时候，你会休息；到了午休时间，你会休息。而瑜伽中的放松是通过瑜伽的体式和深呼吸的方式，达到放松身心的效果，它可以在一天中的任时刻发生。

进行热身

锻炼身体之前需要热身，其实就是让身体做好准备，让肌肉热起来、变得更柔软些。

向太阳致敬

唱歌前要进行发声练习，运动前要进行热身练习，练瑜伽前则要向太阳致敬！拜日式（*Sūrya namaskar*）是热身，也可以当作单独的练习来完成。

站立着开始（站在瑜伽垫的前端），深吸一口气。

1. 呼气，双手合十，放在胸前（行合十礼）。

2. 吸气，双臂上举，像要触摸天空中的云朵一样伸展身体。

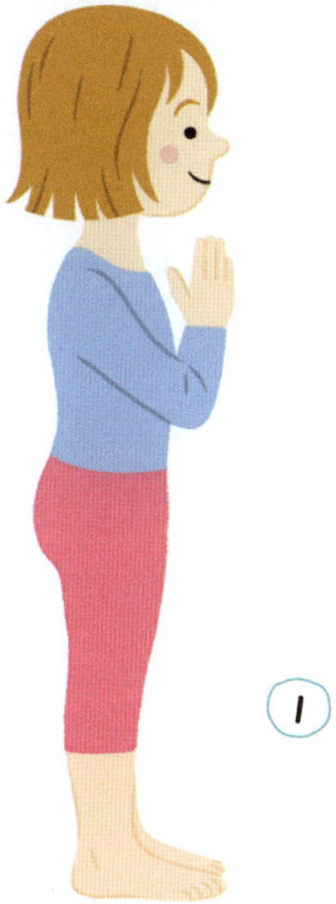
1

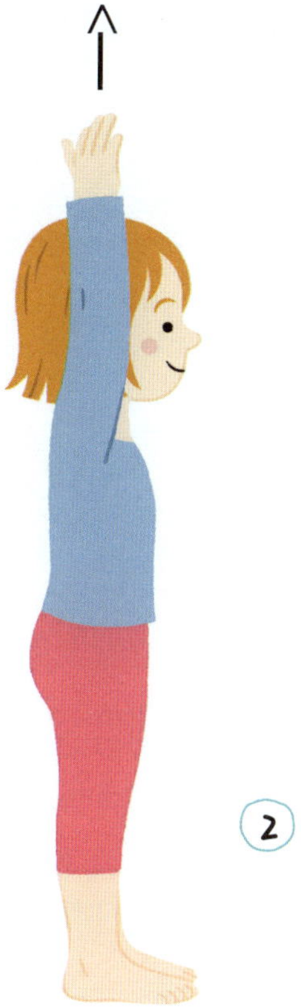
2

3. 呼气，躯干向前向下，如有必要可弯曲膝盖，双手放在双脚两侧的地面上。

这是站立前屈式。

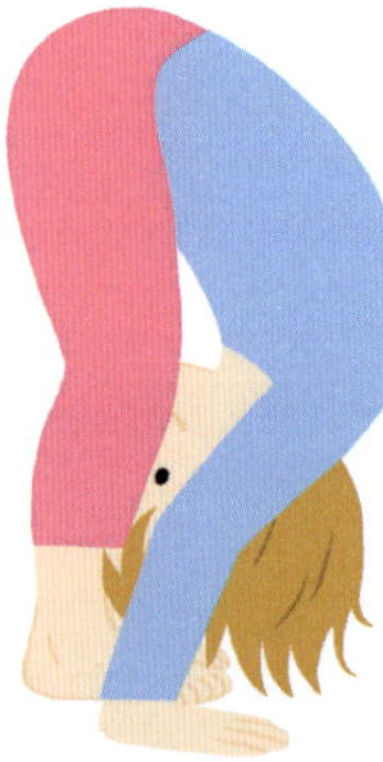

3

4. 吸气，右腿向后退一大步，让右膝和右脚着地，抬头向上看。

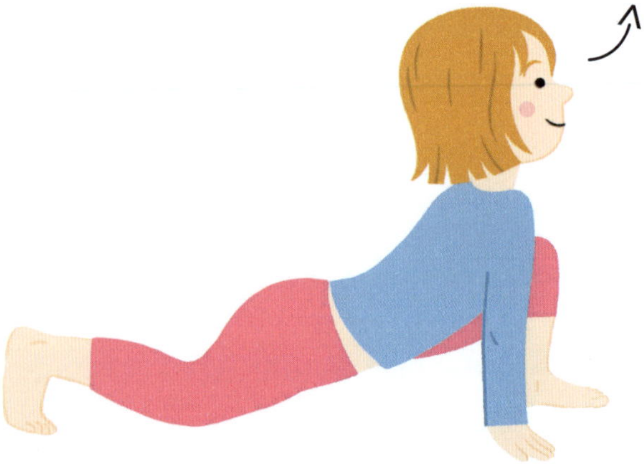

4

5. 左腿向后，和右腿并拢，屏住呼吸。躯干挺直，整个身体呈斜直线（平板式）。

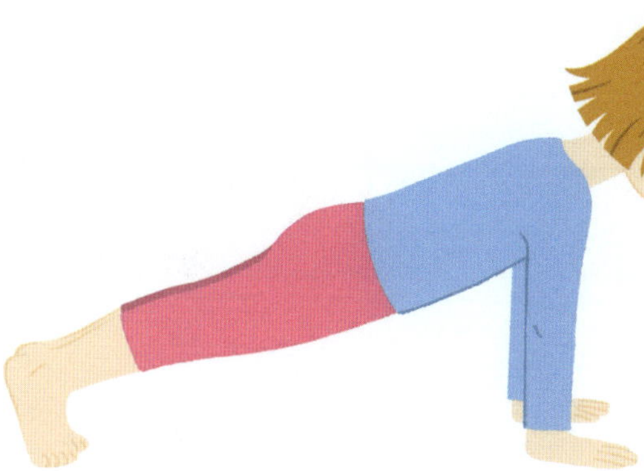

5

6. 呼气，先让膝盖着地，然后是胸部、下巴（或额头）。腹部要与地面保持一点距离。

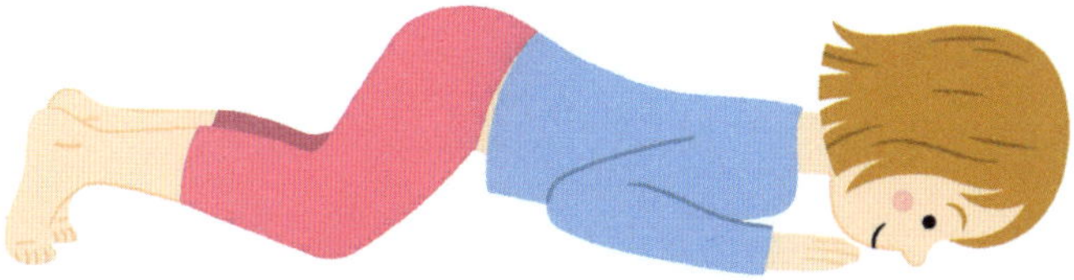

6

7. 吸气，让腹部着地，稍稍抬起胸部和头部，两手肘紧贴着胸腔两侧（眼镜蛇式）。

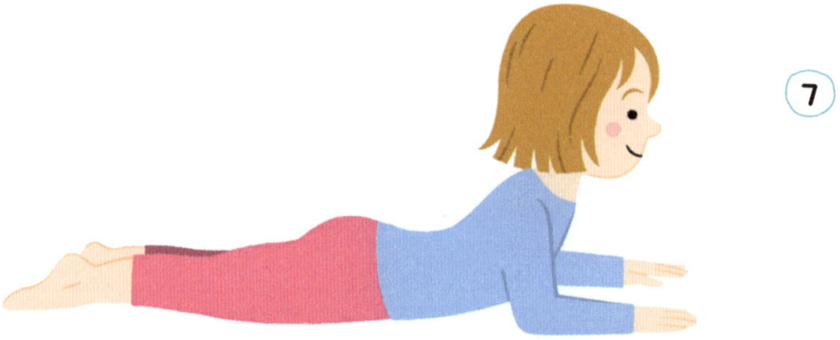

8. 呼气，抬起膝盖，臀部向上抬起，双腿伸直，双手用力推地（下犬式）。

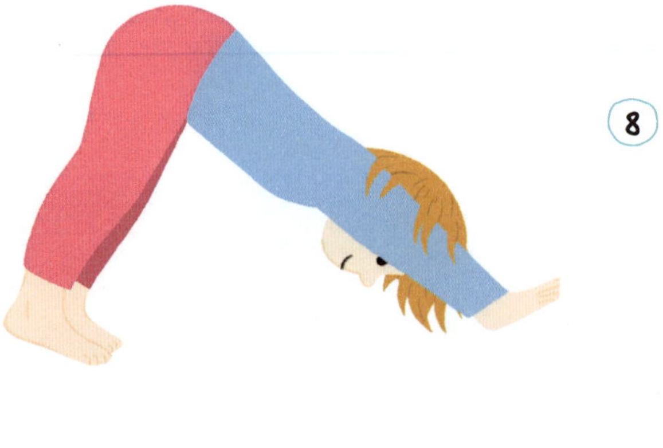

9. 吸气，右脚向前迈一大步、放在双手之间（如有必要，可以用右手抓住右脚踝帮助右脚向前）。

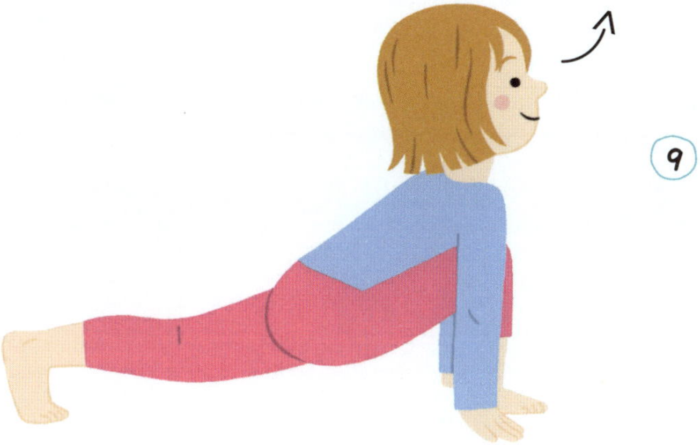

10. 呼气，左脚向前迈一大步，与右脚并拢（膝盖可以弯曲），躯干前屈向下。

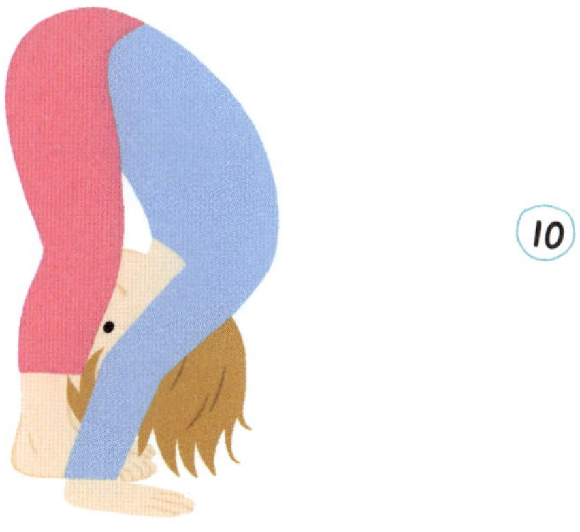

11. 吸气，起身站直，双臂向上伸展。

12. 呼气，双臂放回身体两侧。

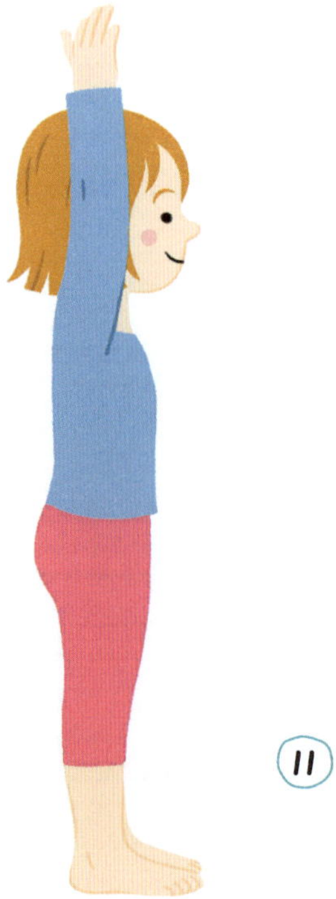

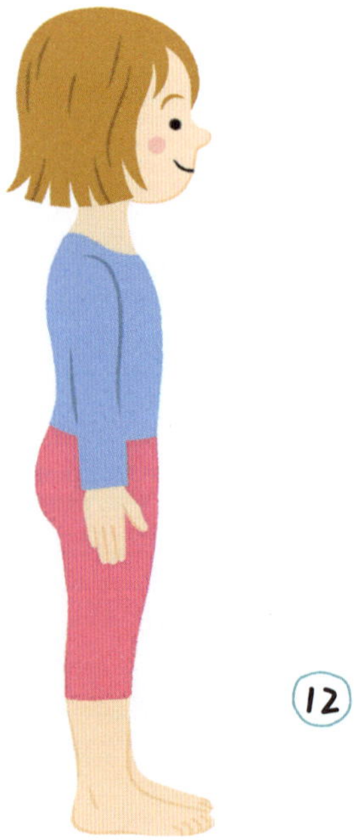

然后换边，把第4步改为左腿向后退，把第9步改为左脚向前迈，再来一遍。

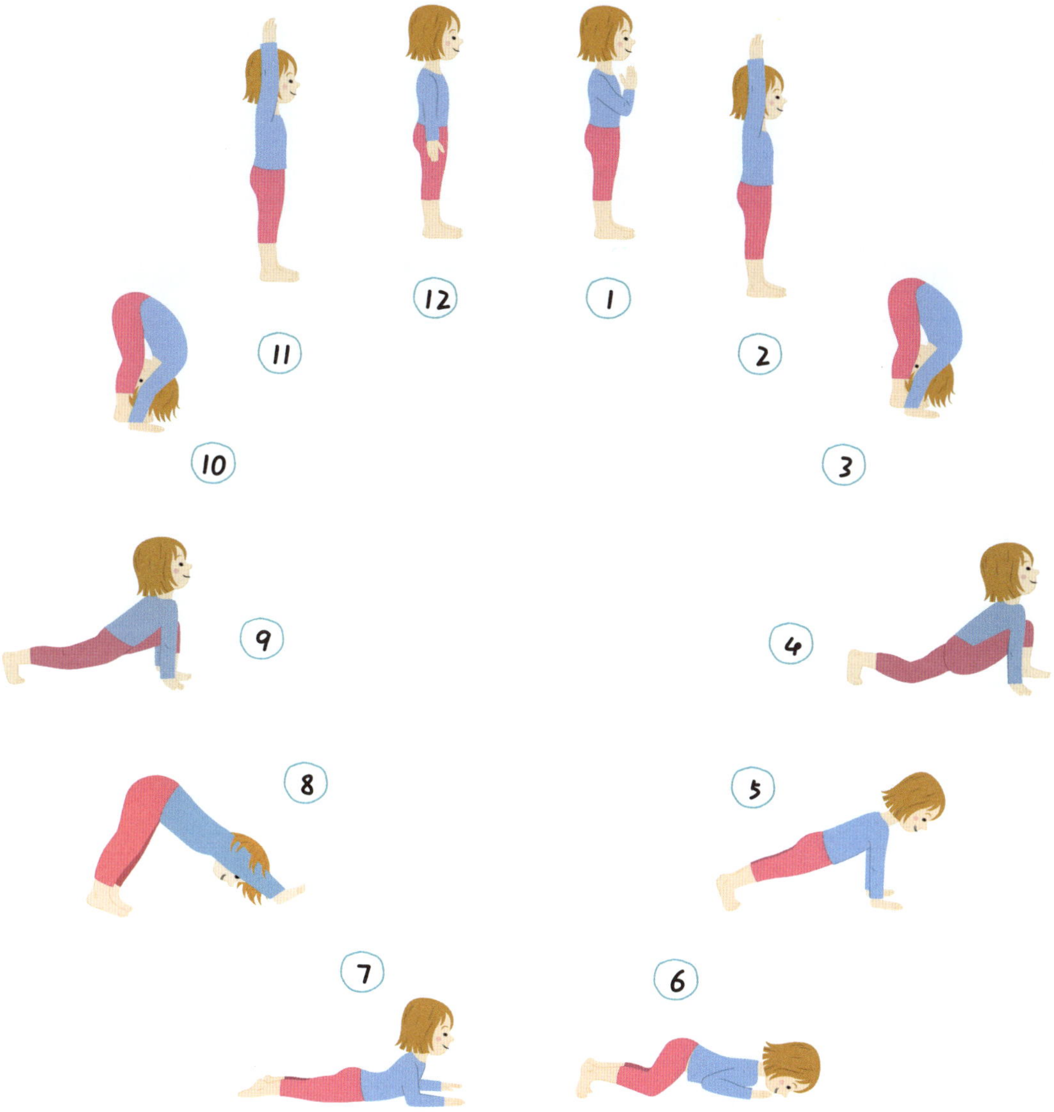

为了充分热身，可以每侧各做4次拜日式。按照自己的呼吸节奏，慢慢来，别着急……

做完之后，你会像在阳光下散步后一样，全身都热起来了。

平衡瑜伽练习

准备与享用一顿美味的饭菜，要保证营养均衡。瑜伽练习也是如此！想要进行一次好的瑜伽练习，不能只选择自己喜欢的体式，也不能只做平衡练习。

一顿饭要包含各种食物！

其实，就算你想着一顿饭就只吃薯条、番茄肉酱意面和土豆泥，你心里也清楚得很，饮食是需要多样化的。多样化的饮食包括：

—— 蛋白质（如：肉类、鱼类、蛋类或者植物蛋白）

—— 蔬菜（如：胡萝卜、番茄……）

—— 碳水化合物（如：米饭、面条、面包……）

—— 少量脂肪（如：植物油、黄油……）

—— 乳制品（如：奶酪、酸奶……）和水果（如：苹果、橙子……）

那瑜伽练习呢？

为了保证瑜伽能让你全方位受益，瑜伽练习也要包含各种各样的体式，也就是说，每个类别都要挑至少一种体式来练习。为了便于区分，本书包含的独立的互动卡片用不同颜色来标记了不同类别的瑜伽体式。

只有这样，瑜伽才会让你的身体达到最佳状态！你的身体可以轻松地以各种方式活动，你会变得柔软又有力量。

卡片的使用方法

这本书包含：

——12张瑜伽体式卡片（共6个类别，每个类别选用了两种体式）

——2张专注与呼吸练习卡片

——2张放松练习卡片

请将这些卡片裁剪下来并按颜色分类整理。

每次的瑜伽练习，你都要做6个体式。

—— 前屈体式（绿色卡片）

—— 后弯体式（橙色卡片）

—— 侧屈体式（黄色卡片）

—— 平衡体式（紫色卡片）

—— 扭转体式（红色卡片）

—— 倒立体式（深蓝色卡片）

这些不同类别的瑜伽体式，就跟三明治的配料一样，外圈是面包，也就是瑜伽中的：

—— 专注与呼吸（粉色卡片）

—— 放松（浅蓝色卡片）

瑜伽练习示例

下面的内容展示了一次完整的瑜伽练习，你可以参考这个示范内容安排自己的瑜伽练习步骤。

按下面顺序把8张卡片排列在你面前。

1

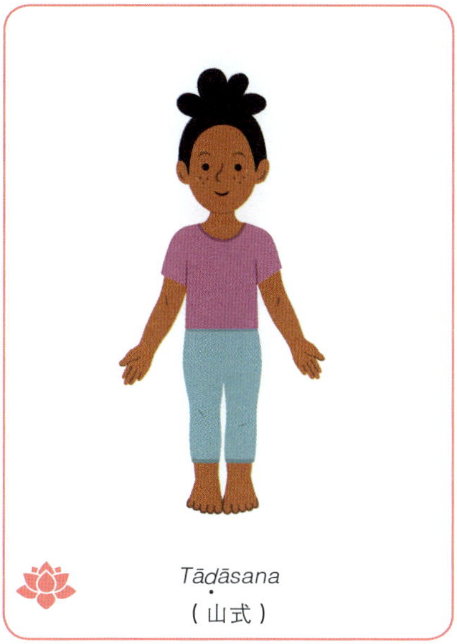

1. 站在瑜伽垫上，开始瑜伽练习。保持山式（*Tāḍāsana*）站立，进行至少5次呼吸。保持平衡，平静地呼吸。

②

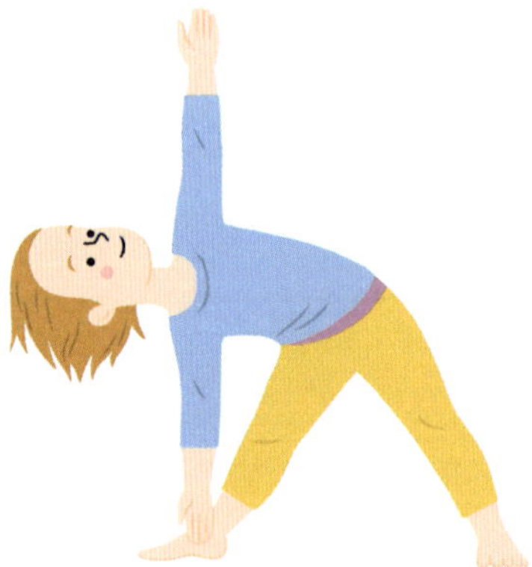

Utthita trikoṇasana
（三角式）

2. 然后分侧练习三角式（*Utthita trikoṇasana*），每侧以同样的体式，进行5次呼吸。

③

3. 将双腿稍稍靠近，打开双臂，进行动态扭转式（*Kati chakrāsana*）。每侧以同样的体式，进行5次呼吸。

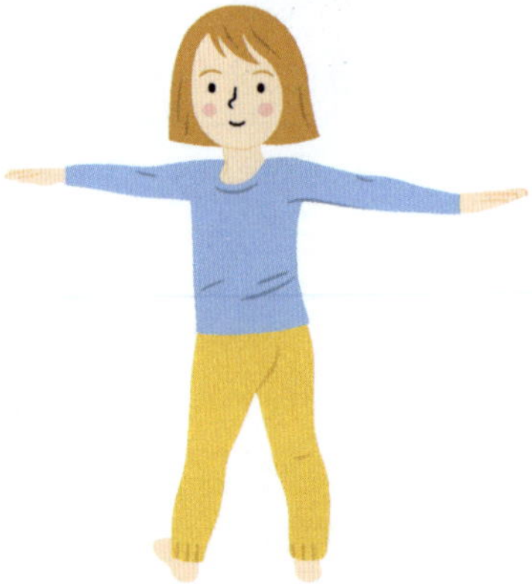

Kati chakrāsana
（动态扭转式）

4

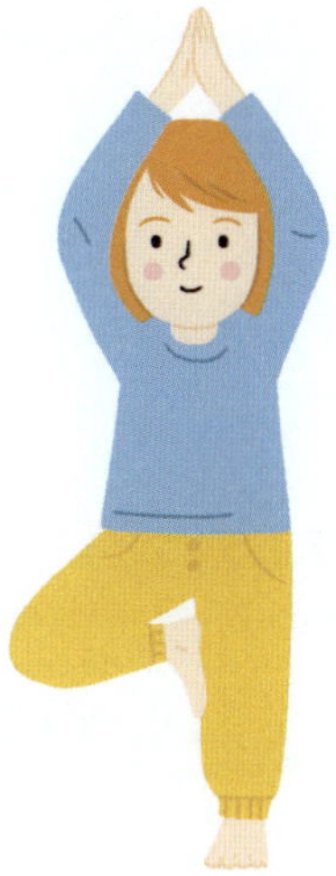

Vṛkṣāsana
（树式）

4. 双腿并拢，然后进入树式（*Vṛkṣāsana*）。每侧保持这个体式，进行5次呼吸。如果平衡感不好，时间可以缩短。如果做这个体式时感觉良好，你还可以试着闭上眼睛。

5

5. 接下来，双手双脚推地。双腿伸直，提起臀部向上，进入下犬式（*Adho mukha svānāsana*）。保持体式，至少进行5次呼吸。

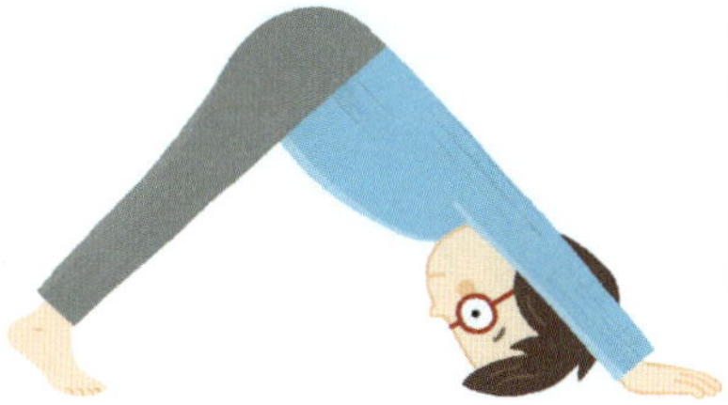

Adho mukha svānāsana
（下犬式）

6

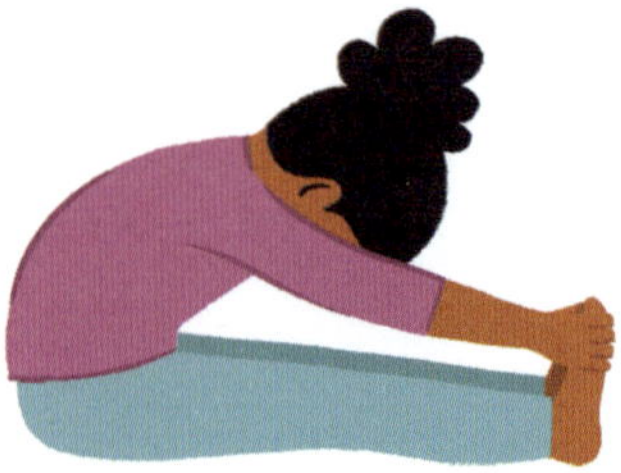

Paschimottānāsana
（坐立前屈背部伸展式）

6. 坐在瑜伽垫上，进入坐立前屈背部伸展式（*Paschimottānāsana*），拉伸背部和腿部后侧。平静地呼吸，至少5次。

7

7. 然后进入蝗虫式（*Salabhasana*），锻炼背部肌肉，同时伸展身体前侧及后侧。每侧保持同样的体式，至少进行3次呼吸。最后，你甚至可以尝试同时抬起双臂和双腿。

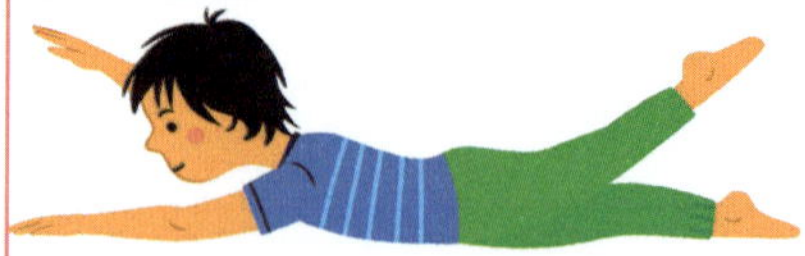

Salabhasana
（蝗虫式）

8

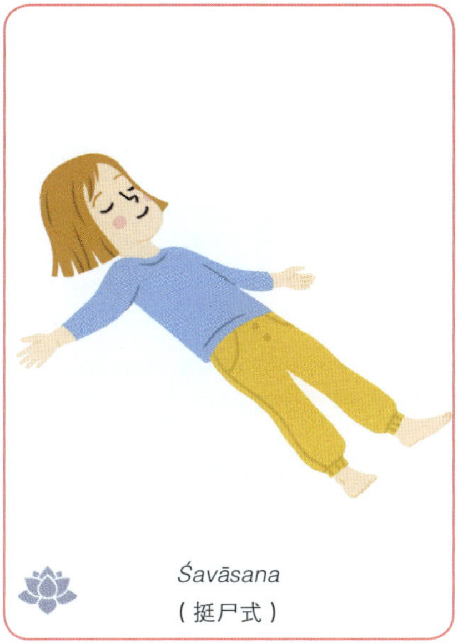

8. 仰卧平躺，做放松体式，也就是挺尸式（*Śavāsana*）。保持这个体式，时长你自己说了算，尽量不少于两分钟，或者保持这个体式，慢慢地、深长地呼吸至少20次！

至此，你的瑜伽练习就结束了！仔细观察，看看你的身体、情绪还有想法发生了哪些变化，然后把所有的变化都记录在下方：

……………………………………………………………………

……………………………………………………………………

……………………………………………………………………

……………………………………………………………………

我来安排我的瑜伽练习

有了书中的16张可裁剪卡片，你的瑜伽练习可以千变万化！每张卡片的背面，都有针对怎么进入体式、其间要进行几次呼吸，以及怎么结束体式的说明。

现在，来进行独属于你自己的瑜伽练习吧！

在每种类别中选择一张卡片，并排序。

在最前面放一张专注与呼吸练习的卡片，在最后放一张放松练习的卡片。

1. 首先，平静地深呼吸（粉色卡片 ）。

2. 开始你的第一个体式。按照卡片背面指示，保持这个体式，呼吸指定的次数。

3. 然后进行第二个体式，按顺序往下推进，一直做到第六个体式。变换体式的间隙，可以稍事休息，坐着或躺着平静地呼

千万别勉强自己：倾听身体的感受，做让你感到舒适的动作，但不要激进！真正的瑜伽练习者绝不会做有损于身体的事，他们都善待自己的身体。

吸。练瑜伽不要操之过急！

4. 练习的最后，是完全的放松（浅蓝色卡片 ）。

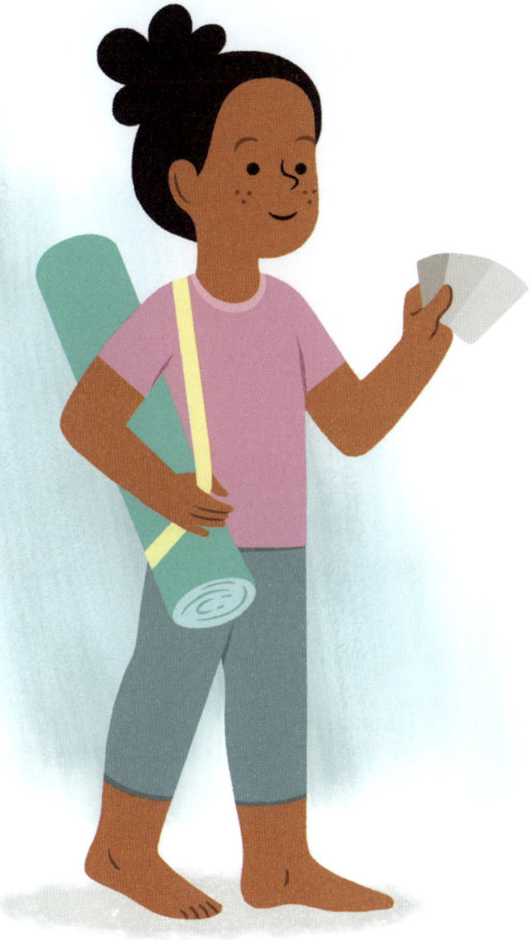

我很烦躁

看，像这样什么事情都没有发生，你就莫名的烦躁、激动。有时候，你自己都不知道为什么！

1. 摆出一个舒服的姿势（如跪坐下来）。

2. 用食指和中指捂住眼睛，闭上嘴巴。

3. 深吸一口气，用拇指堵住耳朵。

4. 然后呼气，像蜜蜂一样发出“嗡嗡嗡”的声音，直到肺部的空气基本排空。

5. 把这个过程重复4次。如果这让你感到放松且舒适，不妨多做几次。你的大脑中回响着的如同蜜蜂“嗡嗡嗡”一样的声音，最终会回归平静。

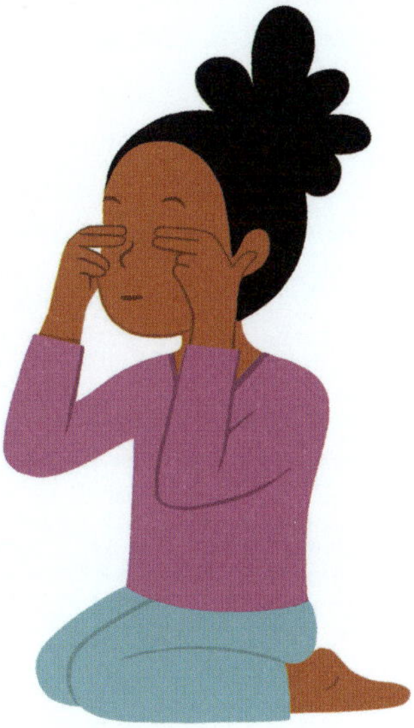

你试过了吗？如果有，你的感觉如何？

…………………………………………………………………………

…………………………………………………………………………

…………………………………………………………………………

…………………………………………………………………………

我很焦虑

不知出于什么原因，你感到害怕、恐惧，无法消除蔓延到胃部的紧张感。在这种情况下，给自己几分钟时间。这都会过去的……

1. 可能的话，躺下来，坐着也可以。躺或坐的地点没有限制，但最好选一个安静的地方。

2. 把双手放在腹部。闭上双眼。

3. 吸气，将腹部挺起，直到腹部像个大球一样。

4. 呼气的同时，感受双手跟随着腹部的下沉而向下沉落。

5. 继续像这样呼吸，就像你是用腹部呼吸似的。你还可以想象你正身处海边：当你吸气时，海浪在上升；当你呼气时，潮水退去，也带走了你所有的烦恼。

6. 保持这个体势几分钟。你的“体内计时器”会告诉你，要呼吸多少次才能让你平静下来。

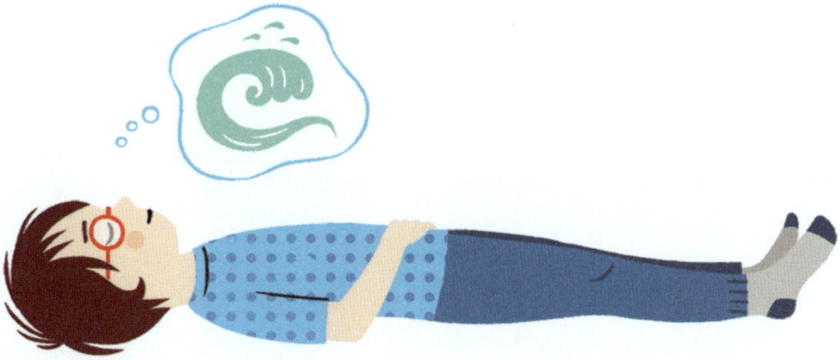

你试过了吗？如果有，你的感觉如何？

....

....

....

....

我很生气

这太过分了！你生气得快要爆炸了。那，要不要试试狮子式?

当然，你可以在怒火刚要升腾起来的时候，用柔和不伤人的语言，把这种生气的感受向对方表达出来。如果让你生气的是某件事情，可以寻找身边的人倾诉。但是争吵是无济于事的！多数情况下，还是要明白事情已经发生，最佳的方式就是先让自己平静下来，比如，练习狮子式。

1. 坐在你的脚后跟上，双膝分开。
2. 深吸一口气，然后张大嘴巴呼气，同时伸出舌头、睁大双眼。
3. 如果想要大喊大叫，别犹豫，像狮子一样咆哮吧！

和朋友一起比比看，谁的狮子吼功力最强？这样的比赛肯定很好笑！

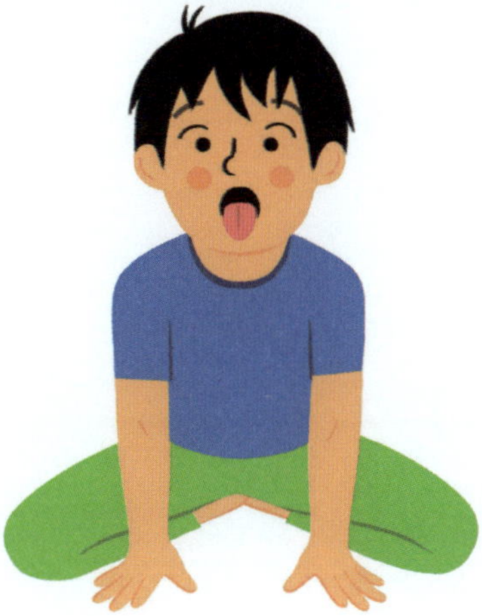

你试过了吗？如果有，你的感觉如何？

....

....

....

....

我很疲惫

度过了煎熬的一天，你无精打采，只想睡觉、休息。

但看电视、吃甜食只会让你更兴奋，不能让你真正得到休息，还是来练练婴儿式吧。

1. 坐在脚后跟上，躯干向前弯曲直到前额接触地面（要是头部碰不到地面，可以在额头下方放一个小靠枕）。

2. 双臂自然伸展向前，或者在躯干两侧，手背贴地。

3. 好好呼吸，吸气时腹部隆起。

4. 呼气时，全身放松，身体贴近地面。

5. 保持这个姿势，直到自己获得了放松为止。

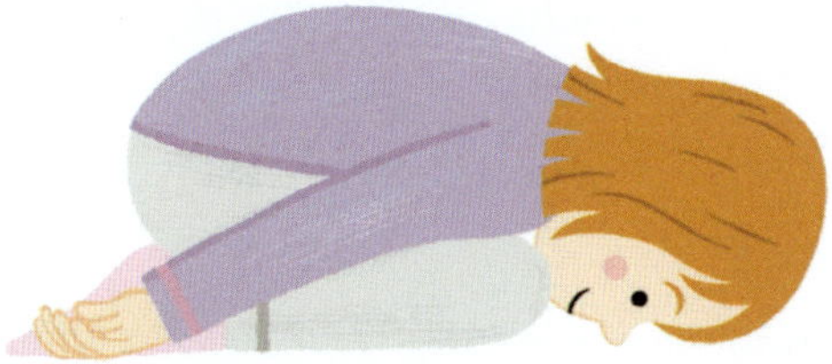

你试过了吗？如果有，你的感觉如何？

....

....

....

....

我很难过

有时候你会莫名感到难过，也不知道怎么摆脱这种情绪。你不想见任何人，只想缩成一团独自待着。

这时候，你就别待在角落里胡思乱想了，来练习快乐呼吸吧。

1. 就在你所处的位置，站起来。你要分三次吸气。

2. 抬起双臂，伸展手臂向上。

3. 继续吸气，将手臂向身体两侧展开。

4. 再次吸气，伸展手臂向上。

5. 接下来，用嘴呼气，前屈向下，想象自己是布娃娃，让双臂、头部、背部完全放松，垂落向下。

6. 慢慢地拱背带起躯干向上，回归站立，把快乐呼吸至少再练两次，这样难过的情绪就会被喜悦取代。

之后，要是身边有愿意倾听的人，就把这种难过的心情讲给他听吧。倾诉和分享，有助于摆脱悲伤。

如果这让你感觉良好，可以继续练习，你想做几遍就做几遍。

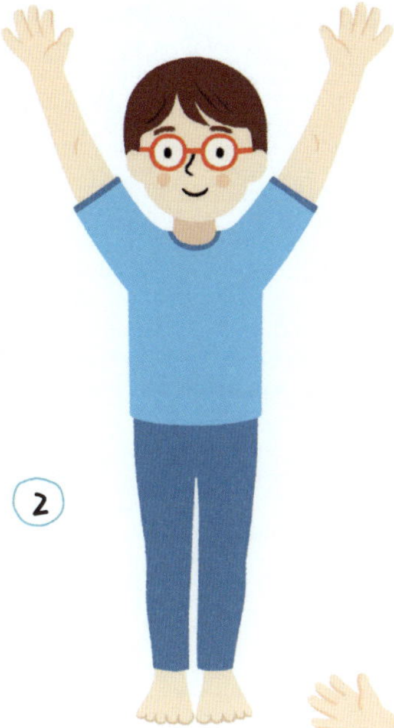

2

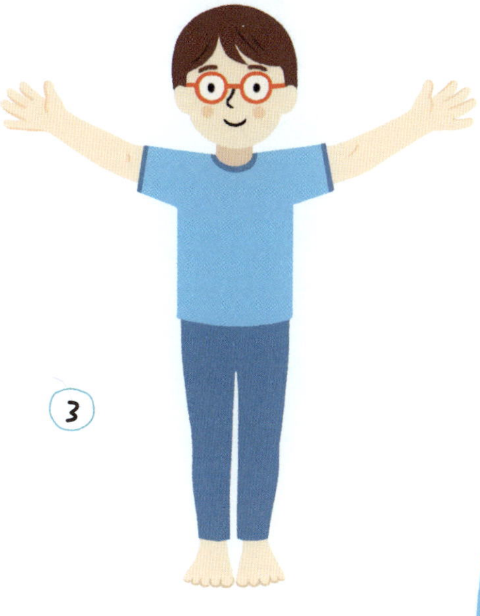

3

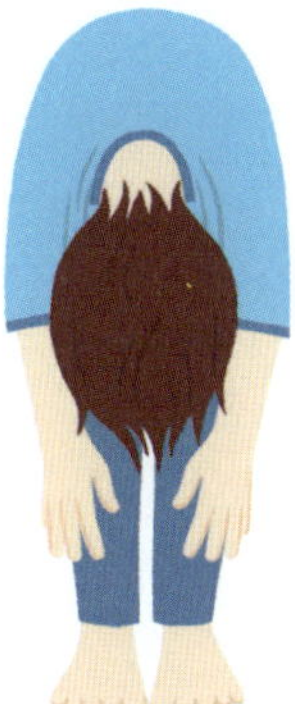

5

你试过了吗？如果有，你的感觉如何？

....

....

....

....

我睡不着

难以入眠，可能是因为白天的情绪没消化掉，或是烦躁的感觉没得到排解，这就会让我们的大脑飞速转动，异常兴奋！

1. 平躺在床上。分开双腿，手臂向两侧打开。确保你的姿势是舒服的。

现在，你要在脑海中环视自己的身体，这就是“身体扫描法”。

2. 依次想象并感受右手的拇指、食指、中指、无名指和小指，右侧的手心、手背、手腕、前臂、手肘、右肩、胸部、腰部、骨盆、大腿、膝盖、小腿、脚踝、脚背、脚跟、脚掌及右脚的拇趾、第二趾、第三趾、第四趾和第五趾。

3. 和身体右侧一样，依次想象并感受身体左侧的各个部位，从左手的各个手指一直到左脚的最后一根脚趾。

4. 完成以后，静静地躺在床上，感受右腿，然后是左腿、双臂、背部、胸部、头部和整个身体。

5. 要是你还没能平静下来，就把整个流程重复一次。

开始的时候，可以找人帮助你逐一说出你身体各部位的名称，这能让你更快放松下来，变得更自在。

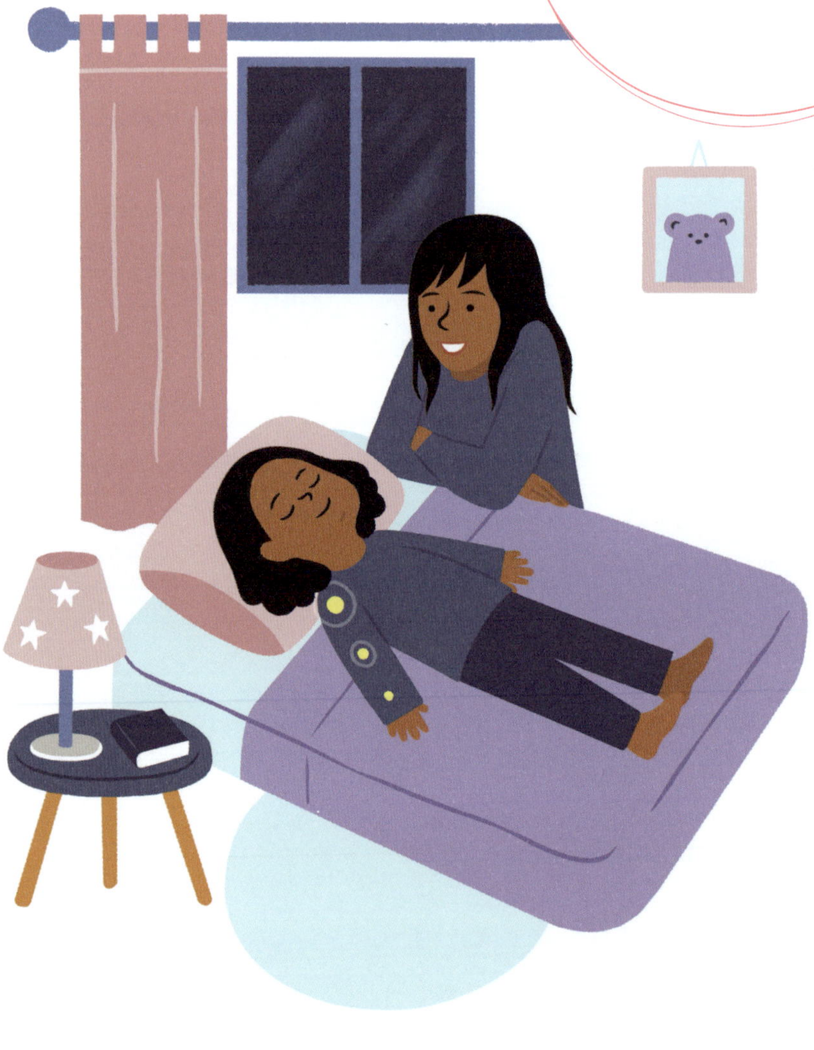

你试过了吗？如果有，你的感觉如何?

该起床啦

要温柔地唤醒自己，然后开始新的一天，没什么比做几个伸展练习更有用的了。

1. 站立着，分开双腿。

2. 十指交叉翻转掌心向前，伸展手臂向上，掌心朝上。

3. 吸气时，尽可能地伸展身体向上；呼气时，身体向右侧弯曲，这样可以拉伸左侧身体。

4. 吸气时，身体回正，再次伸展身体向上。

5. 呼气时，身体向左侧弯曲。

6. 每侧再各重复两次，伸展的时候，如果想打哈欠，那就打吧。

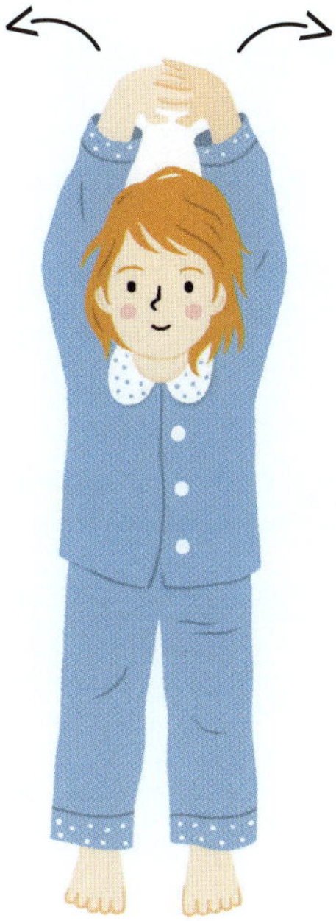

你试过了吗？如果有，你的感觉如何？

我想让双腿更柔韧

瑜伽关乎的不仅是柔韧度，更关键的是意志力、开阔的思想和好奇心。柔韧，不只是身体，头脑更是要灵活！

但有时候，如果双腿不像扫帚柄那么僵硬，做起瑜伽动作来确实会更容易些！束角式的练习会让你有全新的感受！

1. 坐在瑜伽垫上，背部挺直，双脚脚跟脚掌相合。双膝向两侧打开。

2. 双手抓住双脚，像蝴蝶挥动翅膀那样使双膝上下摆动。不要太勉强自己，只要轻柔地上下摆动，你的双腿自然会变柔韧。

3. 为了进一步伸展，可以把双手放在大腿内侧靠近膝盖的位置（注意不要压膝关节），轻轻地往下压，让双膝与地面更接近，同时身体稍向前倾。

4. 平静地呼吸。

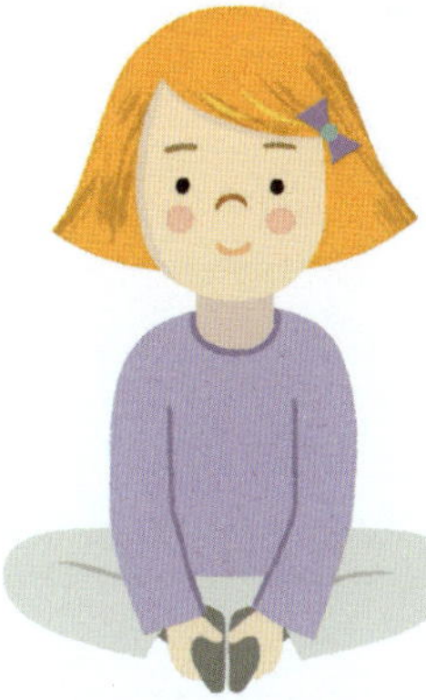

束角式练习只要2分钟左右，但如果每天坚持做，慢慢你就会发现，你的双腿已经灵活到根本不用羡慕那些柔韧性很好的男孩女孩了！

你试过了吗？如果有，你的感觉如何？

我想让背部更柔软

人越年轻，身体就越柔软。看看那些婴儿，他们抓住自己的脚再放到嘴里，可真是轻而易举！

如果想和婴儿一样柔软，需要定期做柔韧度练习。下面这个练习，不仅有趣，还能伸展你的背部、骨盆和腿部。

1. 坐在瑜伽垫上，背部挺直，分开双腿。

2. 双臂向前伸展，双手掌心相对。十指交叉。整个练习过程中，都要保持双臂伸直。

3. 然后，想象你的双腿之间有一个装满了汤的大锅，而你双手握着一把很大的勺子。你需要拿着勺子在锅里画大圈来搅拌汤汁。

身体先向右脚方向倾斜、再向左脚方向倾斜，接着向后仰（手臂不要弯曲），就能画好一个完整的大圈了。

4. 呼气，身体向前方倾斜并移动，完成圆圈的前半部分。

5. 吸气，身体向后方倾斜并移动，完成圆圈的后半部分。

6. 从右到左，完成5次画圈。然后反方向，从左到右，再完成5次画圈。

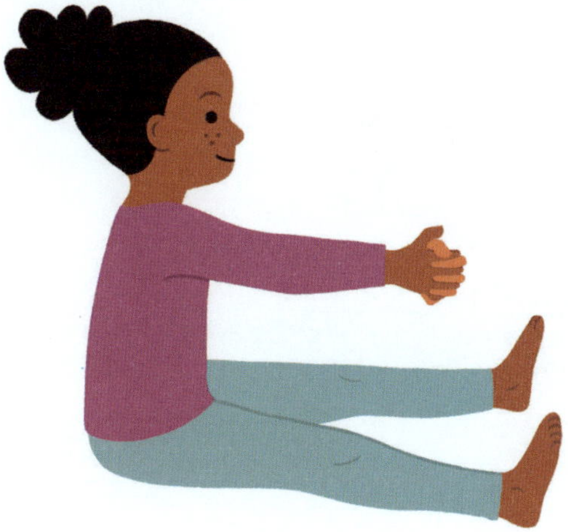

2

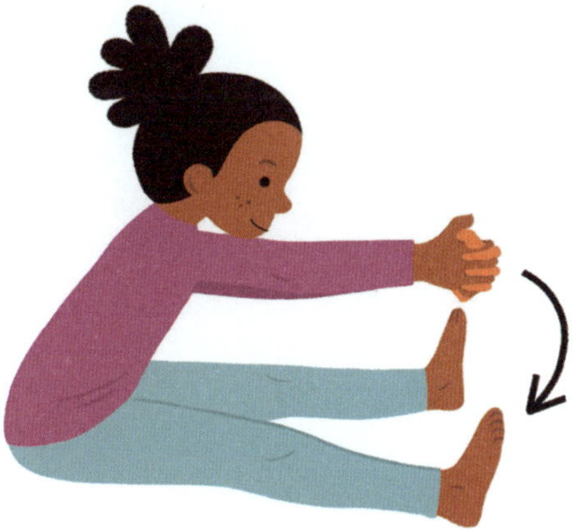

4

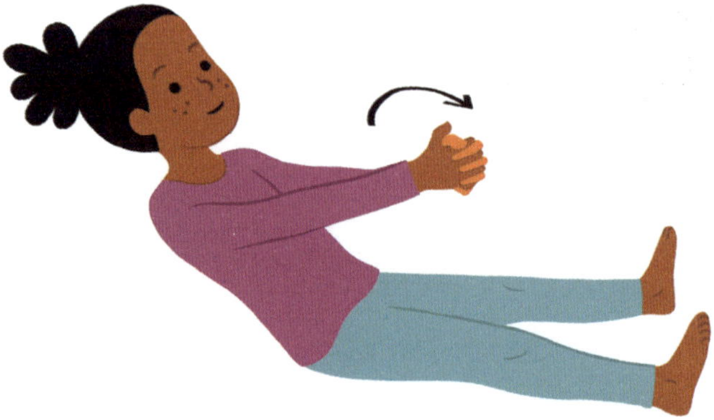

5

你试过了吗？如果有，你的感觉如何？

我发明了瑜伽体式

现在你已经了解了很多瑜伽体式，你肯定也很想借鉴动物、日常用品或其他事物来发明一些新的体式。

快来玩玩吧！

这两页纸上有四张空白卡片。你可以在上面画出你发明的体式，并标注它所属的类别。再把它复制到硬纸板上，裁剪之后加入你的卡片游戏中。

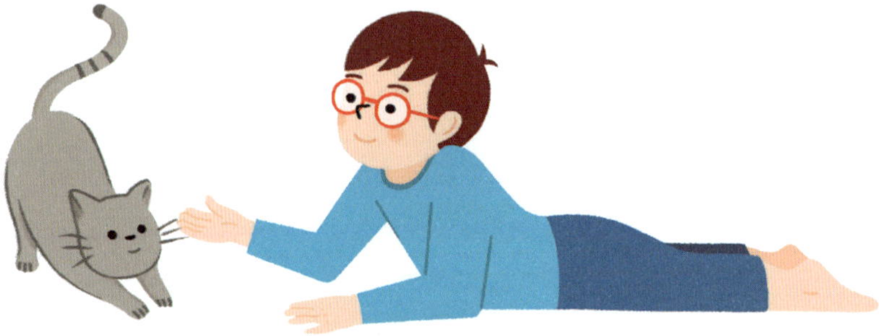

瑜伽代表着自由！现在轮到你来发挥一下想象力了！但是要注意：你发明的体式应该是舒适的，让你感觉良好的，而不是让你感到不适的！

超级瑜伽士大考验

现在，你对瑜伽的了解应该更深入了。练习瑜伽的好处在于，我们一直都在学习和进步。

另一个好处是，每个人都可以按自己的节奏来练习。

回答下列问题，看看你取得了多大的进步。

在正确答案前画“√”。

1. 做瑜伽需要穿品牌服饰。

□ 正确　　□ 错误

2. 我可以在下雨天做拜日式。

□ 正确　　□ 错误

3. 我可以在吃饱了以后做瑜伽。

□ 正确　　□ 错误

4. 梵语中，瑜伽意味着“联结”。

□ 正确　　□ 错误

5. 每年6月21日会举办世界瑜伽锦标赛。

☐ 正确　　☐ 错误

6. 我可以和我的弟弟、奶奶、叔叔一起做瑜伽。

☐ 正确　　☐ 错误

7. 树式是一种放松体式。

☐ 正确　　☐ 错误

8. 飞碟式是一种倒立体式。

☐ 正确　　☐ 错误

9. 一次瑜伽练习至少需要2小时。

☐ 正确　　☐ 错误

10. 我只做我喜欢的瑜伽体式！

☐ 正确　　☐ 错误

答案

1. 错误：一件旧T恤和一条有弹性的裤子就够了！我们可不是去走秀。

2. 正确：每天都可以做拜日式。太阳存在于你的脑海里，你的微笑中。

3. 错误：最好是充分消化过后、等空腹时再练习瑜伽。

4. 正确。

5. 错误：瑜伽的世界里没有竞争。6月21日，是国际瑜伽日，所有人均可参加。

6. 正确：可以和任何想要练习的人一起做瑜伽，只要尊重个人极限，瑜伽对每个人都有好处。

7. 错误：树式是一种平衡体式。

8. 错误：并不存在官方意义上的“飞碟式”，但你自己可以发明一个！

9. 错误：短短20分钟时间，就可以来一次令人身心舒畅的瑜伽练习。每天练习一会儿，比一年只练一次、一次练4个小时要好得多。

10. 错误：也要做你没那么喜欢的瑜伽体式，你肯定会从中学到很多东西，而且它们也许很快就会变成你喜欢的体式。

你的分数

—— 如果你答对了5～10题：你是一位超级瑜伽士！

—— 如果你答对了0～4题：你是一位超级瑜伽士，但还是建议重新阅读本书，因为所有的答案都能在书中找到。

我向您致敬（Namaste）！

梵语中，namaste表示："我向您致敬。"人们会用它来表达充满爱意与善意的问候。

那么现在，小小瑜伽士，我向您致敬！

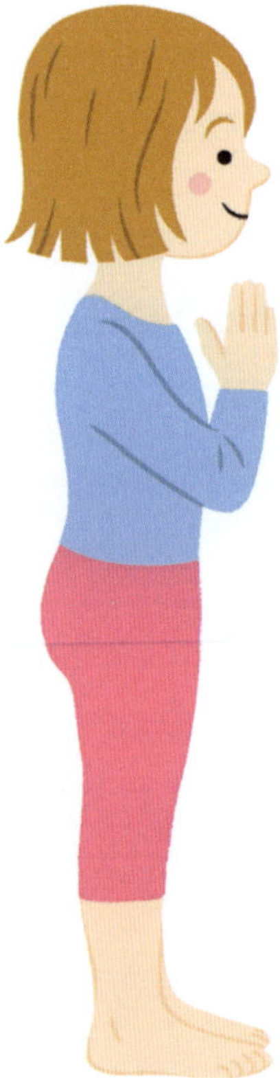

拿出你最漂亮的笔，来给这些曼陀罗上色，
让自己放松一会儿吧！

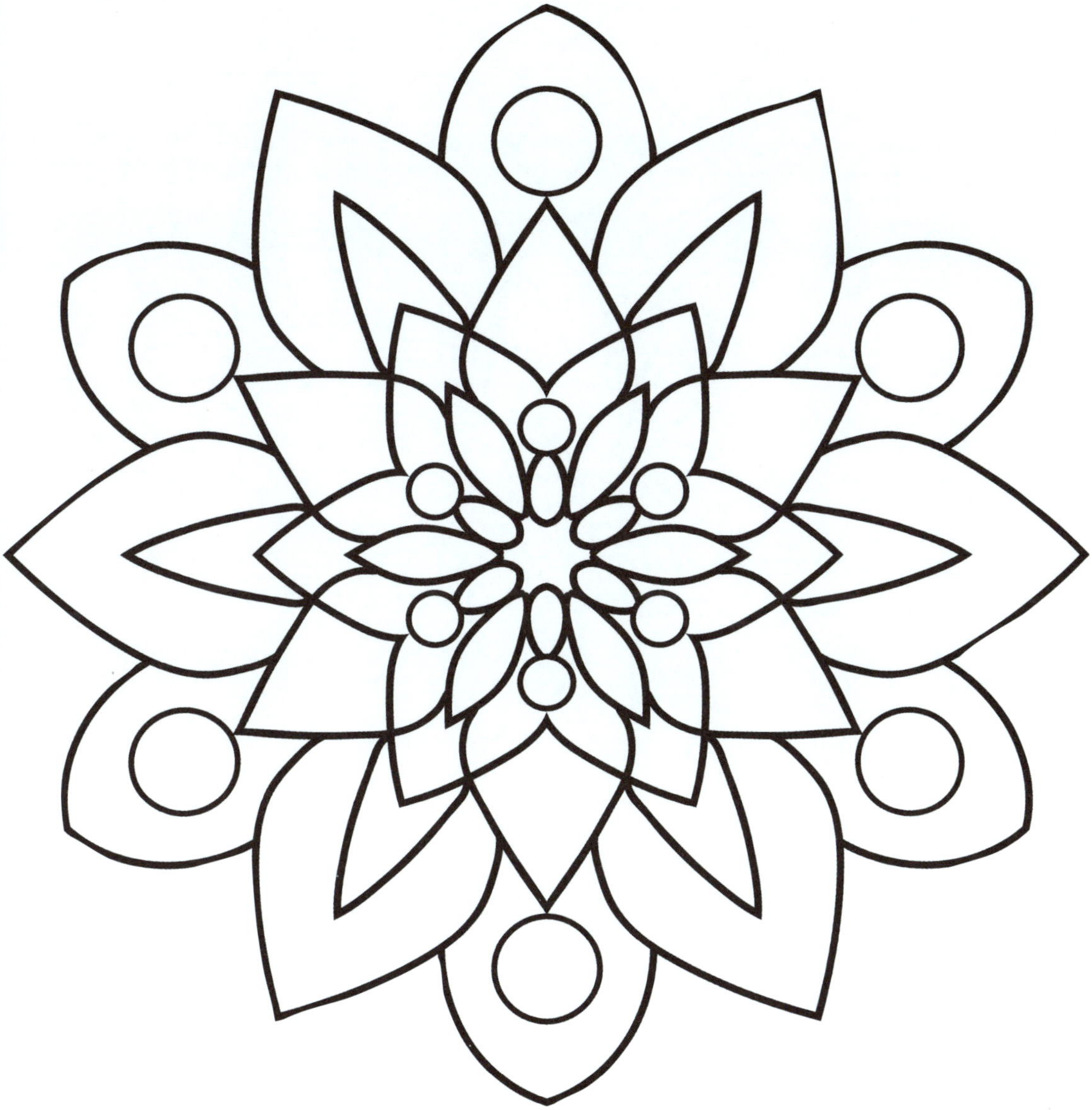

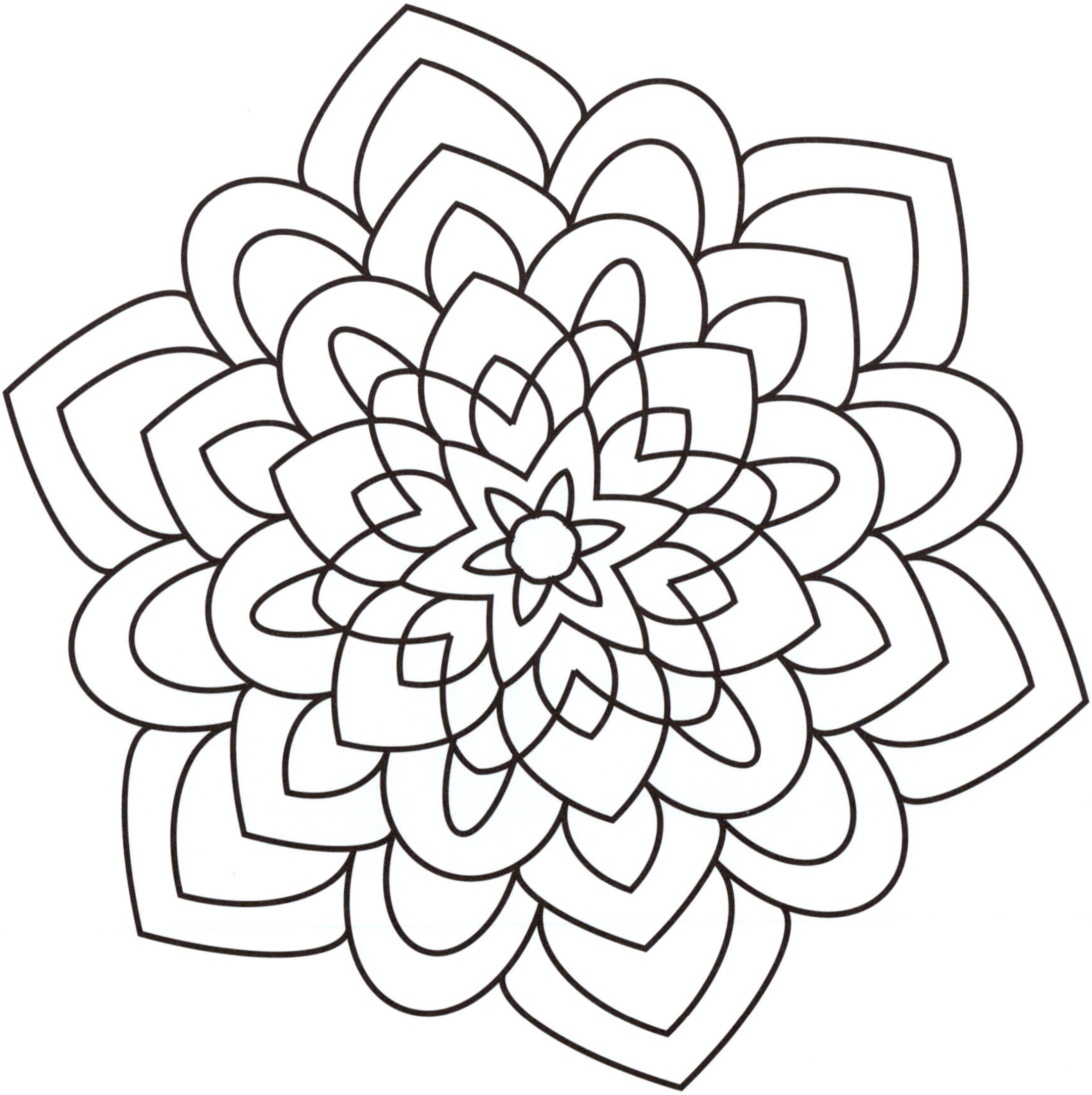

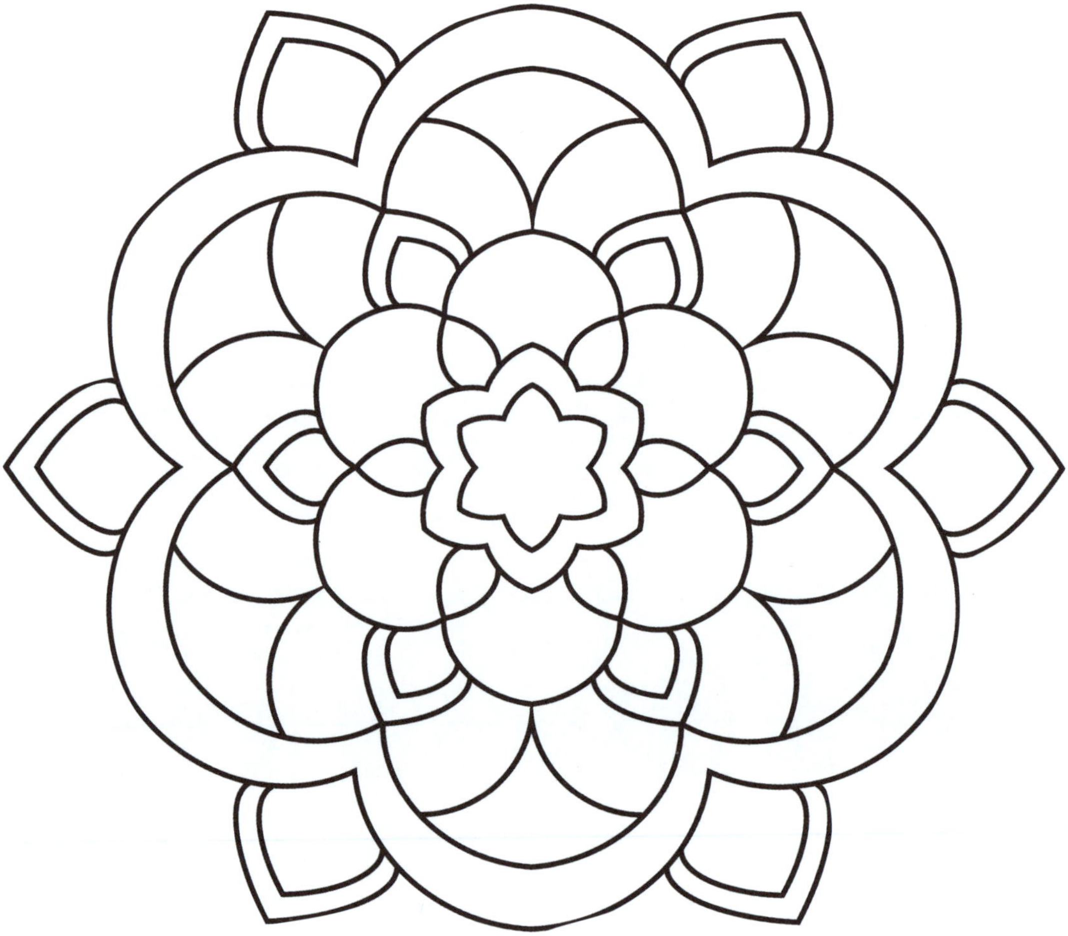